湖南师范大学博士出版基金
湖南师范大学博士科研启动基金（2012BQ06）
湖南省普通高校青年骨干教师培养项目（2012年）

旅游与环境
前沿论丛

郑群明／著

FOREST
HEALTHCARE TOURISM

森林保健旅游

U0321753

中国环境出版社·北京

图书在版编目（CIP）数据

森林保健旅游/郑群明著.—北京：中国环境出版社，2014.10
（旅游与环境前沿论丛）
ISBN 978-7-5111-2077-9

Ⅰ．①森…　Ⅱ．①郑…　Ⅲ．①森林—旅游保健—研究
Ⅳ．①R161

中国版本图书馆 CIP 数据核字（2014）第 218884 号

出 版 人	王新程
责任编辑	周艳萍
责任校对	扣志红
封面设计	彭 杉

出版发行　中国环境出版社
　　　　　（100062　北京市东城区广渠门内大街 16 号）
　　　　　网　　址：http://www.cesp.com.cn
　　　　　电子邮箱：bjgl@cesp.com.cn
　　　　　联系电话：010-67112765（编辑管理部）
　　　　　　　　　　010-67112738（管理图书出版中心）
　　　　　发行热线：010-67125803，010-67113405（传真）

印　　刷	北京中科印刷有限公司
经　　销	各地新华书店
版　　次	2014 年 10 月第 1 版
印　　次	2014 年 10 月第 1 次印刷
开　　本	787×960　1/16
印　　张	13
字　　数	240 千字
定　　价	39.00 元

前　言

　　进入 21 世纪以来，亚健康成为社会最大的问题。在紧张的工作之余，放松休闲旅游就成了人们恢复健康的最佳选择。森林孕育了人类，为人类的生存和发展提供了无尽的物质条件和精神源泉。今天，当人们在高度城市化的工业文明里受尽"亚健康"的煎熬时，才蓦然回首，重新追寻人类原初的生存环境，重构人类梦想的生态文明，这时，人们发现森林才是人类健康的摇篮，也是人类最佳的生存空间。

　　19 世纪中叶，西欧科学家在探索解决"城市病"的过程中，发现山区森林环境有着医院和药物无法比拟的"疗效"，在吸收了植物芳香原理成果后，推出了森林疗法、地形疗法、气候疗法等一系列的"森林保健疗法"。之后，人们争相进入森林，消除城市化带来的不适和"亚健康"，掀起了欧洲森林保健旅游的发展。20 世纪 30 年代，前苏联科学家在研究中发现森林植物具有强大的抑菌和杀菌功效，提出了"植物芬多精"科学，这一研究科学地初步解释了森林环境优越于城市环境的原因。到 20 世纪 80 年代，东亚国家开始吸收并运用欧洲的"森林保健疗法"和"芬多精"的成果，创立了"森林浴"。随后迅速在日本、韩国、中国台湾等地区广泛流行，衍生出森林浴疗法、徒步疗法、森林养生等森林保健旅游形式，森林保健疗养功效逐步被人们接受并追捧。

　　森林为什么具有传统医疗无法比拟的疗养功能？为什么在森林中住上几天就能消除"亚健康"，恢复身心健康？学者们对其中的奥妙产生了浓厚的兴趣。20世纪80年代中叶，台湾学者较为系统地研究了影响林中步行保健疗效的因子，探索了"森林浴"的具体做法及与康体的关系。日本则结合医学的研究成果，试图"解秘森林对人体健康的奥秘"，成立"森林疗养研究会"，探索构建"森林医学"的理论，遴选全国性的"森林浴基地（或步道）"，大力推行森林保健旅游。韩国则试图通过构建国有自然休养林体系来推动森林保健旅游的发展。中国大陆学者也在20世纪90年代关注了这一前沿的研究领域，1991年，吴楚材先生首次将空气负离子的研究引入森林公园规划和森林旅游产品的开发中，并对不同森林环境的空气负离子进行科学监测，依据监测的结果作为选择开发森林保健旅游项目的主要依据，之后空气负离子的研究成果在森林旅游开发中被广泛应用。1997年，笔者有幸成为吴楚材先生的学生，跟随吴先生成立的"植物精气研究"课题组着手探索"芬多精"对健康的科学奥秘。2004年完成课题研究，初步发现了植物普遍存在释放"植物精气"的功能，"植物精气"最主要的成分为对人体有众多保健生理功效的单萜烯和倍半萜烯，从而初步揭开了森林保健功效的科学面纱，也证实了良好森林环境的保健价值。

　　但森林环境的保健价值还远不止空气负离子和植物精气的功能，特殊的森林小气候、宁静优雅的环境、洁净的水资源、清新的空气等都是饱受大城市"亚健康"人群追求的良好资源。在现实中，人们通常能够认知森林整体的价值，但如何针对游客的偏好来设计出符合其需求的产品则是困扰业界的核心问题。森林旅游自产生开始就迅速被人们接受，但长期停留在森林观光的阶段，难以深入。面对游客追求恢复身心健康、消除"亚健康"、体验保健旅游的新需求，如何把握不同人群对森林保健旅游的不同需求和旅游偏好，显得十分迫切。在森林环境资源的众多要素和森林保健旅游服务的众多内容中，游客在体验保健旅游时更强调、更重视哪些因素？哪些因素是决定性的因素？这些都值得深入研究和探讨。

　　针对近郊区和远郊区森林保健旅游者的调查发现，森林保健旅游人群对森林浴场、空气负离子呼吸区、康健步道、静养场、野营等具有较为一致的认同和偏好；但对森林医院、森林休疗所、观赏野生动植物、平衡神经锻炼场等存在着较大的偏好差异。

在森林保健旅游者的动机方面，欣赏自然山水风光、亲近较原始的森林、体验森林宁静的氛围和感受森林舒适健康的环境等是远郊型森林区游客的推力动机。而摆脱城市喧嚣的生活环境、欣赏自然山水风光、亲近较原始的森林、释放工作与生活压力和休养身心等则是近郊型森林区游客的推力动机。远郊型森林区游客的拉力动机主要有森林自然环境安静、空气清洁、地表水清洁和空气负氧离子浓度高等森林环境因子；而近郊型游客的拉力动机则集中在以接待设施完善、基础设施完善、森林自然环境安静、森林气候舒适等因子。两者的差异较为明显。

神农谷是一个有着典型意义的国家森林公园，亚热带常绿阔叶林为典型的森林植被在罗霄山脉的中段形成了优越的森林保健旅游环境资源。高浓度的空气负离子、丰富的植物精气、优质的地表水、多样的物种宝库、适宜的温度和湿度、合适的海拔和地形、美丽的峡谷风光等资源，为其开发森林度假旅游和保健旅游提供了良好的基础，使之成为中南地区最受欢迎的森林保健旅游和森林避暑胜地之一。通过详细的问卷调查和深度访谈，可以发现，森林旅游人群总体上对森林的保健功效集中在休息放松、强身健体、修身养性、提神醒脑、延年益寿等方面；游客在选择森林保健旅游地时会受到景区原生态性、交通方便性、安全性、住宿、时间等主要因素的影响。从调查来看，目前神农谷在空气清洁、森林自然环境安静、空气负氧离子浓度高、森林气候舒适、地表水清洁、天然照射安全等方面是游客最为满意的，这些因子都是森林环境资源，说明神农谷优越的自然环境得到了游客的认可，但在环境讲解水平、基础设施、保健旅游活动引导等方面还有待进一步提高。

在实际开发中，森林保健旅游的项目还可以着重结合旅游小镇建设、融入旅游新业态，深入研究森林疗养度假区、森林保健中心、森林疗养社区、森林康健步道、森林保健人家、森林野营地等新型森林保健旅游产品的开发与建设，可以进一步发掘森林环境旅游资源价值，消除都市人群"亚健康"状态，更好地服务于人们的身心健康。

健康是人类永恒的主题，追求健康幸福的生活是所有时代的主旋律。在探索森林环境资源服务于人类健康的科学领域，现有的研究尚仅为管中窥豹，错漏在所难免，但理应不畏艰险，不断前进。更希望有志者共同鞭策，共同推动国人认知森林环境之宽广强大价值，从而更理性、更科学地利用森林资源，更持续地保持和利用森林环境的自然价值和保健价值。

笔者于岳麓山赫石坡

目　录

1 亚健康与森林保健旅游

　　健康是人类生存、发展的基础。古往今来，健康长寿是人们终生的追求。森林孕育了人类，人类从森林走向城市，创造了灿烂的城市文明。人类享受着城市带来的舒适与便利，城市成为人类健康长寿的乐土。然而，随着城市现代化、生活节奏加快、竞争日益激烈、人际关系紧张，城市人生活的心理压力越来越大，精神过度紧张。城市人口密集、高楼密布、交通堵塞、环境污染，城市人的身体机能逐渐受到伤害，"亚健康"已成为城市人们的普遍现象，城市大量出现"文明病"、"忙人病"、"城市高楼综合症"等。

　　随着城市人们居住环境的不断恶化，科学家提出了"城市沙漠理论"，认为城市再也不是人类生存的理想环境。蓦然回首，人们向往和追求的最佳生存环境原来正是孕育人类的原生地——森林。森林创造了人类，森林是人类的母亲。森林以其博大的胸怀，丰富的养分，哺育着无数的生命，创造了巨大的财富，为人类的持续发展提供着无尽的资源，森林是人类资财的宝库。森林具有制氧、降尘、杀菌、保持水土、涵养水源、调节气候、净化空气、降低噪声、防风固沙、美化环境等功能，以及具有高浓度的空气负离子、丰富的植物精气、良好的森林小气候、空气细菌含量低、噪声污染少、灰尘少等特点，森林形成了优良的生态环境，产生了独特的保健、疗养功效，成为"人类健康的摇篮"，是开展森林保健疗养旅游、缓解人们亚健康的最佳场所。

　　"亚健康"已成为城市居民身心健康的巨大隐患，为了缓解"亚健康"所带来的困扰，人们纷纷走进森林，追求舒适、健康、安全的"森林疗法"，森林保健旅游应运而生。森林保健旅游是森林生态旅游发展的主要方向和特色方向，森林保健旅游产品也是最能体现森林保健功能和疗养价值的旅游产品。全面利用森林植物的特殊功效，开发具有康体、保健、疗养等功能的旅游产品，是森林生态旅游最紧迫的任务。

　　森林的空气负离子资源、植物精气资源等方面的研究成果为森林保健旅游明确了发展方向。近20年来，空气负离子的研究取得了丰硕的成果，并在生态旅游产品的开发中得到广泛的应用。相对而言，植物精气的研究仅仅停留在研究的初级阶段。根据现有的资料，所有已分析的植物均能释放出有益于人体健康的萜类化合物。其中，柏科植物的植物精气萜类成分类型多，相对含量较高（吴楚材，2006），更有利于人体健康，具有广泛的开发价值，但如何在森林保健旅游中深度开发利用却并未深入研究。

作为保健旅游的主要形式，森林保健旅游具有广阔的市场前景。全世界因健康原因而跨国旅行的消费市场有 400 亿美元，并且以每年 15% 的增长速度快速发展。正积极推广保健旅游的国家包括比利时、新加坡、马来西亚、印度、泰国、古巴、哥斯达黎加、匈牙利和波兰。希腊、南非和印度也正在成为新的医疗保健旅游目的地。在亚洲，保健旅游业已产生 13 亿美元的收入，到 2012 年保健旅游产值达到 44 亿美元，平均增长率为 19%。2005 年泰国接待了 100 多万医疗保健游客，总收入达 6.15 亿美元，成为亚洲保健旅游的领头羊（Ivy Teh，2007）。在日本，以"森林浴"为主要内容的森林保健旅游发展迅速。到 2010 年 4 月，日本有 42 个"森林浴基地"通过"日本森林医学研究会"的认证，利用植物精气、森林浴步道、森林浴菜单、健康体检等，面向游客开展森林保健旅游。我国疗养资源丰富，保健旅游必将有巨大的发展前景。

1.1 相关概念

1.1.1 亚健康

根据世界卫生组织（WHO）的总结，健康是指一种身体上、心理上和社会上的完满状态，而不仅仅是没有疾病和虚弱现象。经过多年的研究，国际上提出了"健康多维观"的思想，认为健康具有多维性，包括生理、心理和社会三个主要方面，陈复平（2004）曾有论述。

亚健康状态（subhealth status）是指机体虽无明确疾病，却呈现活力降低、适应力不同程度减退的一种生理状态，是介于健康与疾病之间的一种生理功能低下的状况，也称"第三状态"或"灰色状态"。据世界卫生组织在全球范围内的调查，有 75% 以上的人群处在健康和患病之间的过渡状态，即亚健康状态。国内外研究普遍认为，亚健康是人们在外界多方压力下形成的身心疲劳状态，这种状态动态地存在于健康与疾病之间。并提出了"亚健康可逆理论"，即"健康⇔亚健康⇔疾病"，即健康、亚健康和疾病三者处于一个连续且可逆的动态。亚健康是一种从量变到质变的准备阶段。在一定的外因作用下，亚健康状态会向健康或疾病转化。如果及时重视，积极调整，避免发展为疾病，维护身体的健康。因此，通过适当的方法向亚健康群体输入生理或心理上的有效因子，能阻止亚健康向疾病转化，促进亚健康向健康方面转化，达到恢复健康的目标。目前，亚健康的研究成果已相当丰富，王育学（2002）、陈复平（2004）曾讨论过。

1.1.2　健康旅游

针对亚健康日益成为普遍的社会问题，旅游学界也进行了尝试性研究，并提出了健康旅游的概念。1989 年，国际旅游科学家协会在匈牙利布达佩斯召开的第39 届年会上讨论了传统温泉旅游的发展问题，认为传统的温泉疗养正在向新型的健康旅游转变，首次提出了"健康旅游"的概念。Bushell（2000）认为"健康旅游是一种通过传统与非传统医学治疗的旅游服务而使旅游者身心得到放松，工作压力得到缓解，身体得到健康的旅游方式"。Kaspeel（2001）将"健康旅游"定义为：旅途中的所有环节、经历和居住地点都要有利于保持或者改善旅游者的身心健康状态。旅游者住在特殊的酒店内，能够接受有关健康的专业咨询，并享受包括健身、美容、营养、食疗、精神放松等个性化服务。

1.1.3　保健旅游

保健旅游有广义与狭义之分。广义的保健旅游包括医疗保健旅游、温泉保健旅游、山地保健旅游、溶洞保健旅游、滨海保健旅游、森林保健旅游等。Goodrich等（1991）认为：保健旅游是在某些旅游设施（如宾馆）或目的地除了以当地优美的景色吸引游客外，还向旅游者有意推销其医疗健康服务及设施。这种旅游产品是利用医学人才和器材集中或者医疗费用低廉等优势，吸引患有某些疾病的旅游者前往医疗的吸引物，是许多国家增加其旅游吸引力的重要手段。狭义的保健旅游则常被认为是医疗保健旅游，是以医疗护理、疾病与健康、康复与修养为主题的旅游服务，主要针对的是保健养身和治疗疾病的旅游者。医疗保健旅游是近几年国际旅游市场上新兴的旅游形式。而医疗旅游则是指人们因定居地的医疗服务太昂贵，或者不太完善，到国外寻求比较便宜的医疗服务，并与休闲旅游相结合发展成为的一种新产业。保健旅游有别于医疗旅游，但有时又有联系。

1.2　森林保健旅游的内涵

森林保健旅游是由森林旅游和保健旅游衍生出来的一个新兴的研究领域，在研究范畴上属于两者的交叉。

1.2.1　森林保健旅游是森林旅游的新兴领域

森林旅游是依托良好的森林生态环境开展的观赏、休憩、保健、度假等活动的旅游形式，森林旅游包括观光游览、保健疗养、野营、狩猎、探险、修学、科普、采摘 8 大类 21 项活动（吴章文等，2008）。在内涵上森林旅游包括森林保健旅游，森林保健旅游是森林旅游众多形式中的一种类型（见图 1-1）。

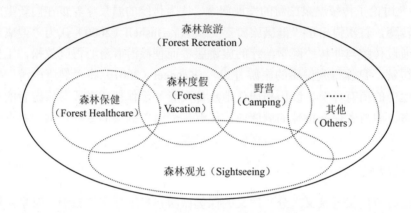

图 1-1　森林保健旅游与森林旅游的关系

从旅游主体上分析，森林保健旅游者通常具有明确的旅游动机——追求良好的森林环境，消除亚健康，恢复身心健康。森林保健旅游所依托的旅游资源完全与传统旅游资源不同，是良好的森林生态系统中形成的自然环境资源，这些资源可被开发利用，并有益于人体身心的保健、疗养和恢复健康。森林保健旅游是消除城市人群亚健康状态、恢复身心健康的最佳途径之一。

1.2.2　森林保健旅游是保健旅游的重要内容

另外，森林保健旅游是保健旅游多种形式之一，是保健旅游的重要内容。目前，在学术界和产品开发中，保健旅游实际上是与健康旅游、医疗旅游互相渗透、相互融合，难以清晰区分三者的范围，常用的概念有"保健旅游"、"健康旅游"、"康体旅游"、"健身旅游"、"休闲旅游"等（王艳等，2007）。

保健旅游作为一种旅游产品，是指除了一般旅游区常规的旅游环境和设施条件之外，还为旅游者提供较好的保健、医疗服务和设施。这些保健服务和设施包括专业的体检、特制的食谱、针灸、补药注射、专门医疗等（见表 1-1）。

表 1-1　旅游地提供的典型保健服务

保健服务	保健服务
医疗检查（胆固醇高低、糖尿病、血压等）	桑拿
素食或专门食谱	水疗法治疗
补药注射、复合维生素治疗	泥疗
每日锻炼课程	专门戒烟课程
针灸	各种洗浴（桉树浴、土耳其浴等）
温水游泳池（室内及室外）	香草熏治、草药茶水
水下按摩（浴疗法）	医护人员看护下的阳光浴
人工按摩	肌肉锻炼与身心放松技术
美容（皮肤护理、美容膏、面部美容术等）	细胞疗法

资料来源：据 Goodrich 等（1991），有修改。

　　根据 Goodrich 等的研究，保健旅游的市场可以按照旅游者的健康状况和收入水平来划分。对于那些喜欢保持自己青春不老和讲究体形容貌的旅游者来说，旅游地是否除常规设施之外还具有保健条件，是决定旅游地保健旅游产品竞争力的重要因素。另外，保健旅游的参与者通常经济收入较好（吴必虎，2000）。

　　国外对保健旅游的研究发展很快，推出了很多内容丰富的保健旅游产品，打造了一批保健旅游目的地。到 20 世纪 90 年代，意大利建有 430 家矿泉疗养区，德国有 269 个度假区提供各种不同的矿泉疗养和保健治疗（吴必虎，2001）。一些经济发展水平较高及旅游业较发达的国家，很早就开始关注保健旅游。古巴的圣克拉拉市利用其埃尔盖亚海滨浴场含有的丰富矿物质，为游客提供沐浴设施，包括温泉浴、泥潭疗养浴和按摩治疗，还有减缓神经紧张的治疗和体操治疗，土耳其也开发了以 Kangal Fish 为代表的温泉保健旅游产品（Murat et al.，2007）。罗马尼亚利用丰富的矿泉资源，建起了能治疗各种慢性疾病的 160 多个温泉疗养站，开展保健疗养旅游。在新加坡，有 1/4 的海滨旅游和体育旅游国际旅游者的旅游目的是增进健康（田里，1994）。

　　在我国，医疗保健型旅游者是六种主要旅游者之一，他们参加的旅游项目主要有医疗保健旅游、森林保健旅游、温泉保健旅游、度假旅游、避暑旅游、体育保健旅游等。黑龙江省通过建设五大连池保健旅游基地，开展矿泉疗养旅游，调整和恢复游客的"亚健康"状态（高凤清，2006）；重庆市城口县在发展生态旅游时，强调开发修养保健旅游（骆永菊，2004）；山东省青岛小珠山也开发了康体保健旅游产品（董志文等，2005）。

　　从旅游者出游动机分析，健康旅游的动机是"追求健康"；医疗旅游的动机主要是"治疗疾病";而保健旅游的动机则主要是"消除亚健康，恢复身心健康"。森林保健旅游者出游的主要目的则是追求良好的森林生态环境，并通过适当的森林保健形式，消除亚健康，恢复健康。在森林保健旅游的开发中，则更多依托森林区良好的自然生态环境资源（如舒适的森林小气候、清新的空气、宁静的环境、富含空气负离子和植物精气等）。

森林保健旅游与保健旅游、健康旅游、医疗旅游既有区别，又有一定的联系。森林保健与海水浴、中草药保健、温矿泉疗养等组成了保健旅游的主体内容，同时这些保健旅游的形式也涉及医疗技术和健康科学，与医疗旅游和健康旅游息息相关（见图1-2）。

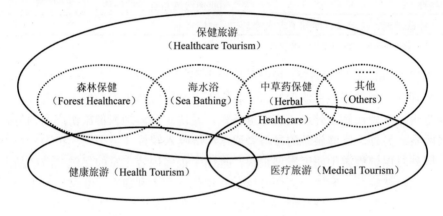

图1-2 森林保健旅游与保健旅游的关系

1.2.3 森林保健旅游的定义

森林具有良好的生态环境，是开展保健旅游的最佳场所。笔者认为，森林保健旅游是保健旅游的一种形式，是以"森林医学"理论为基础，依托森林环境良好的保健疗养功能，为长期居住在城市的人们提供康体、保健、疗养、休憩、静养、健身等活动，通过适当的医疗指导和服务，达到消除亚健康、恢复身心健康的目的。森林保健旅游的主体是饱受亚健康困扰的城市居民，其出游动机主要是缓解亚健康、恢复健康。

2 森林保健旅游的理论基础

2.1 森林保健旅游的理论雏形

理论研究往往滞后于实践利用，森林保健旅游的研究也是如此。虽然森林保健旅游理论体系至今尚未形成，但人们对森林保健功效的利用和森林保健效益的分析却较早。

德国是森林保健功效利用的先锋。1840 年，德国科学家为治疗"文明病"，将"文明病"患者带入森林，利用独特的森林小气候环境，创造了"气候疗法"，缓解城市文明病患者的压力。1865 年，结合森林中地形起伏变化，设置不同的步行森林步道，再创"森林地形疗法"。1880 年，又将森林优越的环境因子引入森林保健疗养中，进一步发展为"自然健康疗法"（吴楚材，2006）。

分析发现，德国科学家在森林保健功能的利用中提炼出了运动、森林气候、植物精气、空气负离子等要素，并加以科学组合和利用，形成缓解和恢复"亚健康"的"良方"（见表 2-1）。

表 2-1　19 世纪德国人对森林保健功能的利用模式

森林保健模式	创立年代	核心要素	功效
气候疗法	1840	气候+森林漫步	治疗"文明病"、"慢性病"、"富人病"
森林地形疗法	1865	森林+运动	
自然健康疗法	1880	植物精气+空气负离子+运动	

资料来源：根据有关资料整理。

在我国，最早涉足森林保健功效研究的是中南林学院的"张家界国家森林公园研究课题组"。1984—1990 年，课题组对张家界国家森林公园进行了系统的森林生态旅游研究，并出版了《张家界国家森林公园研究》一书。课题组在我国首次系统地研究了旅游区森林保健价值，并计算出了张家界国家森林公园的保健效益为 132.5 万元/a（吴楚材，1991）。

吴章文（2003）提出森林环境是人类理想的休闲疗养场所，并讨论了森林保健旅游资源深度开发的措施。薛静等（2004）指出森林能够通过温度、芳香物、负离子等物理化学等因素对人的机体产生综合作用，可以缓解人们在充满噪声的城市环境所带来的疲劳与精神紧张，而且洁净的空气也有利于人体健康。森林含有诸多自然疗养因子，是重要的自然疗养资源。森林中的自然疗养因子是集乔木及共同作用的植物、动物、微生物和水、土壤、气候等的总体。

吴楚材等（2008）经过长期研究认为环境资源是重要的旅游资源，应充分利用优势环境，深度开发生态保健旅游产品。如利用森林环境开发"森林浴"、森林保健中心、"负离子浴"、森林康复中心等。

目前，与森林保健旅游开发相关的研究主要涉及森林浴、森林医院、森林自然疗法、森林气候疗法、空气负离子、植物精气等。国内外研究成果都表明，良好的森林环境具有强身健体、疗养保健的功效，目前几乎所有的研究都集中在对森林生态环境的游憩开发和保健利用方面，绝大多数研究成果是在实践中根据经验得出来的，缺乏理论的深入研究。但已有的研究成果大多均认可森林空气负离子、森林植物精气、森林小气候等环境因素是森林保健旅游开发的基础。

2.1.1　森林浴与森林疗法

（1）森林浴的内涵

"森林浴"这一词语来自阳光浴、沙滩浴等类似的词汇，它属于保健三浴（日光浴、水浴、空气浴）中空气浴中的一种，英语称为 Green Shower 或 Forest Bath。主要是利用森林环境的小气候、空气负离子、植物精气（芬多精）等的功效使人达到放松身心、解除压力、提高身体素质的目的。目前大部分学者将森林浴归为生态保健活动，认为森林浴是在森林环境中"主要通过人的肺部吸收森林植物散发出来的具有药理效果的植物精气和森林空气中浓度较高的空气负离子，达到改善身体状态的一种养生保健活动"（肖光明等，2008），或是"到自然景观优美、生态环境良好、空气清新的森林环境中，利用林内特殊的生态环境和一定的设施，达到休闲保健目的的一种保健休闲旅游方式"（李向明，2004）。

作为森林保健旅游主要形式之一的"森林浴"最早起源于西欧。由于森林浴独特的休闲、保健功能，目前，俄罗斯、意大利、日本、德国、英国、法国、美国等许多国家都竞相开展这一项旅游活动。

森林具有保健疗养的价值在学术界受到了广泛的关注。2005 年 9 月，日本医科大学李卿博士选择 37～55 岁的 12 名男性职员进行了 2 天的"森林浴"实验，研究证明"森林浴"可提高人体的抗癌能力。通过对实验对象的血液进行检查，与平日相比，进行"森林浴"后的第二天和第三天，血液中表示杀伤癌细胞的自然杀伤细胞（Natural Killer cell；NK）的活性度（NK 活性），于第二天上升了 26.5%，于第三天上升了 52.6%。同时，血液中的 NK 细胞数、NK 细胞内的抗癌蛋白数量也增加了，表明人体的抗癌能力提高了（于青，2006）。日本研究认为，具备森林保健旅游功效的森林浴包含三个重要的因素：一是有良好的森林环境，如较高浓度的空气负离子、植物精气、清新的空气、舒适的气候等；二是要开展保健活动，如在森林中散步、运动、吐纳、触摸植物、吸收植物精气等；三是有保健疗养效果，生理上要能提高免疫力或抗癌能力、使人头脑清醒、充满活力、提高身体素质，精神上要能帮助人们放松心情、消除疲劳、精神振奋（李卿，2009）。

在我国，"森林浴"一词最早在 20 世纪 80 年代出现在台湾的相关文献中，并成为风靡一时的时髦游憩活动。研究成果也大量涌现，较早的著述有：刘华亭（1984）的《森林浴——绿的健康法》、刘代中（1984）的《森林浴——最新潮健身法》和林文镇（1989）的《森林浴的世界》，这些学者介绍了森林浴的起源、发展及日本开发的现状，总结了森林浴开发的基础和主要内容，提出了进行森林浴的步骤和注意事项等。

森林浴在我国大陆兴起则较晚。1985 年我国浙江省天目山林区与上海新华医院合办了一所"天目山森林康复医院"，是我国利用森林浴独特保健康复功能、开展森林浴活动的先驱。1995 年，吴章文等在进行广州流溪河国家森林公园规划时，运用森林保健功效，提出开发建设"森林浴场"。之后，全国各地森林公园和森林旅游区纷纷将这一做法引入规划和实践中，现在成了森林公园规划设计中必不可少的项目。随后，众多学者对森林浴进行了理论探索和实践研究，形成了较丰硕的成果。目前国内对"森林浴"的研究成果主要包括：森林浴的概念与范畴、森林浴的疗养健身功效、森林浴的选址和开发条件、森林浴场的规划设计与建设、如何进行森林浴等。

森林浴受到研究者和旅游者的欢迎是由于其有益身心健康，究其机理可归纳为以下三方面（粟娟，2001）：第一，森林植物散发的精气、香气，可杀菌及净化人体；第二，瀑布、溪水的四溅水花或植物光合作用所产生的负离子，可使人们镇静自律神经、消除失眠、焦虑，促进新陈代谢、净化血液，强化细胞机能，美颜及延寿等；第三，林间土径漫步能恢复身体韵律，锻炼运动神经和反射神经，是一种有氧运动。

综合保健养生及生态旅游的观点，可以提炼出森林浴的内涵，即人们利用宁静清新而良好的森林环境，通过森林散步、森林瑜伽、森林呼吸等一系列活动达到增进健康等生理疗效和解忧缓压等心理疗效的一种森林保健旅游形式。

（2）森林疗法

在一些国家，人们把森林看成治病健身的理想场所之一。日本在原有森林浴内涵的基础上还提炼出"森林疗法"（forest therapy）的概念，日本森林协会将森林疗法解释为：森林疗法在医学上确证了森林浴的效果，以利用森林环境增进身心健康、预防疾病为目的，具体来说，就是通过置身于林间，利用森林地形进行散步或运动、在林间放松休憩等方式达到疗养目的。森林疗法是森林浴的进一步发展，两者只在程度上存在差别。目前日本各大森林浴基地和学界普遍认为，森林疗法是在森林环境中利用"五感"来感受自然的风景、自然的声、色、触感、生命力，或利用森林气候、地形、立地效果来维持和增进人的身心健康。可见，森林浴和森林疗法已成为日本森林保健旅游的最主要形式。

德国是开展森林疗法的先驱，其"气候疗法"、"地形疗法"、"自然健康疗法"都颇负盛名。目前，40%的德国人每月要去森林休憩疗养一次。德国南部的黑森林（Schwarzwald）和北部哈茨山脉（Harz）有森林疗养所，专门治疗"文明病"（吴楚材等，2006）。德国科学家让"文明病"患者住进森林，在宁静优雅的森林环境中跋山涉水，静思养神，享受森林的植物精气和空气负离子，使得人体韵律恢复到原先的步调，驱病健体（林文镇，1989）。过去的几十年中，德国的林区出现了许多"森林医院"，这种医院设于泉水叮咚的森林中，既没有药品和器械，也没有门诊和病房，而让"文明病"患者在林间曲径和树下泉边散步休息，利用森林所散发的植物精气作为主要治疗手段，被称为"森林疗法"（魏德保，1981）。

所谓"森林疗法"，就是在森林中利用树木本身释放的含有芳香气味的萜化合物质，有效地杀灭病菌，达到治疗疾病的一种天然疗法（成日至，2001）。用森林疗法治疗疾病的森林医院应运而生。在这种森林医院内，医生按照不同的人罹患的不同疾病，分别安置在森林中的不同树丛中进行治疗。如枞树疗法、橹树疗法、桉树疗法和橡树疗法等。由于森林疗法在一些顽症病人身上取得了显著效果，已逐步引起了世界各国医学界的注意。目前，许多国家都已建起了森林医院。尤其是在日本，各大医院几乎都已推行森林疗法。

邹志星（1982）认为森林疗法有三大优点：一是绿色使人感到眼目清亮的作用。二是植物除进行光合作用放出氧气外，还会散发出一种芳香的萜类气态物质，这类物质被吸进人的肺部后，可刺激人的某些器官，起消炎、利尿、加快呼吸器官纤毛运动的作用。三是森林里存在着一种对人们健康极为有益的物质——空气负离子，能促进人体新陈代谢，使呼吸变得均匀，血压下降，精神旺盛，还可以提高人体免疫能力，故被称为"大气维生素"。原西德还盛行在有温泉的森林中将温泉疗法与森林疗法结合起来。

2.1.2　森林保健旅游实践研究

1982 年日本从德国引进"森林疗法"，并进行改进，推行了"森林浴"。1983 年日本林野厅发起"入森林，沐浴精气，锻炼身心"的"森林浴"运动和绿色运动。由于"森林浴"对呼吸系统、神经系统等疾病有良好的医疗功效，成为近年来日本最流行的游憩活动，大大地推动了日本森林旅游的发展（吴章文，1996）。目前日本把 15%的国土面积划为森林公园，每年约有 8 亿人次去林区游憩、沐浴（Hannu Raitio，2008）。据日本《朝日新闻》2004 年 2 月 28 日报道，日本计划从 2005 年开始正式开展深层次森林研究，从医学上阐释森林具有的治疗、康复效果，创立"森林医学"。并于 2005 年 3 月成立了由医疗专业人士和大学教授组成的"森林疗法研究会"，以促进森林保健功能的研究与推广（刘克，2004）。2004 年，日本政府提出一项名为"解明森林环境要素对人类生理效果的影响"的研究计划，旨在客观科学地研究森林疗法的效果。研究计划由日本林野厅、学术研究机构和一些企业共同发起的森林疗法研究会实施。根据这一持续 3 年的计划（刘洪亮，2004），计划通过调查森林浴对人体疲倦荷尔蒙产生的影响以及人脑的活动变化等生理反应；证实森林里的声音、风景和气味等要素在野外和室内环境下对人类"五感"（视觉、听觉、触觉、嗅觉和味觉）的具体影响；在此基础上，摸索出有效的具体森林疗法和适合于实施森林疗法的森林环境等。日本森林疗法研究会准备对一些单卵型双胞胎的人进行对比研究，并分析人们在森林浴过程中免疫力的提高和疲劳消除的变化情况。还计划对森林中树木的摇摆声音、鸟语花香等自然因素对人体五种感觉所产生的效果以及人体大脑的反应情况等进行研究和分析。通过对比研究，找到切实可行的森林疗法，即在什么树种的森林中进行什么样的运动以及所需合适运动量的疗法。日本林野厅计划建造"医疗福祉型森林"、"疗养保养型森林"和"预防生活习惯病森林"3 种健康森林。

2007 年，国际林联（International Union of Forest Research Organizations，IUFRO）发起了一项为期 5 年（2007—2011 年）的"森林与人类健康专项任务"（Task Force on Forests and Human Health）计划，欲加强各国之间的合作以共同研究森林与人类健康的关系（刘洪亮，2004）。之后西方发达国家纷纷重视"森林与人类健康"的研究与实践。另外，法国的"空气负离子浴"、俄罗斯的"芬多精（我国称为植物精气）"科学、韩国的"休养林构想"等也在一定程度上促进了森林浴的普及和发展（朴范镇，2009）。

日本的森林保健旅游研究起源于森林浴的实践，日本林野厅于 1982 年首次提出森林浴，通过引进德国的森林疗法和前苏联的芬多精科学，结合补充代替医疗和循证医学，开展了大量理论研究及实证研究，并在国民中大力推广森林浴。日本农林水产省从 2004 年起制定了"灵活应用尖端技术的农林水产研究高度化事业"的 3 年计划，成立专家团队开展对"森林环境要素带来的生理效应"的科学研究。目前，日本的森林保健旅游研究成果主要集中在森林医学上，由森本兼曩等（2006）编写的《森林医学》和大井玄等（2009）编写的《森林医学Ⅱ》从心理学、生理学、免疫学及森林学的角度，详细阐述了森林在增进健康预防疾病等方面的作用及其机制，发布了"森林浴可提高人体抗癌能力"、"森林浴可提高免疫力"等最新研究成果，并制定了森林疗法的生理评价体系（恒次祐子等，2007）、森林疗法的设计技法等，不仅科学证明了森林浴的良好效果，还为森林浴的开发方式、推广形式等提供了具体参考。还有许多学者从行政、环境、工学等角度对森林保健疗法进行研究。平野秀树（2007）从行政的观点阐述了森林浴对社会的重大意义，并探讨了森林疗养基地的建设及今后的研究课题。小林昭雄（2007）从工学的视点分析了森林浴的兴起迎合了现在日本国民健康运动，并揭示了森林浴对于增进国民健康、减少因健康问题所带来的医疗费用和财政支出、构建人类与植物良好关系的生活方式的重要意义。香川隆英等（2007）对森林疗法师或向导在森林浴中所起的作用进行了研究，指出有向导的森林浴其效果更加显著，并将对森林浴效果的个人差异、森林浴效果的测定指标等进行更加深入的研究。从已公布的研究成果分析，日本森林保健旅游的研究紧紧围绕森林浴来展开，并综合医学、免疫学、生理学、环境科学等多学科的技术方法，对森林与人类健康进行了较为系统的研究，初步证明了森林浴可提高人体免疫力和抗癌能力，构建了"森林医学"理论框架。

在我国，1986 年吴章文等便对张家界国家森林公园的保健效益进行了探索性研究，测试了森林对人体功能的调节作用，计算了张家界国家森林公园的卫生保健效益为 132.5 万元/a（吴章文，1991）。之后，吴楚材、吴章文等先后在对湖南桃源洞（1993）、广州流溪河（1996）等 10 多个国家森林公园的规划设计中进行了应用和测算，为我国森林旅游向保健疗养方向开发指明了方向，奠定了基础。

到 20 世纪 90 年代，我国森林旅游快速发展，对森林保健功能的关注也更多了。但新球（1994）通过分析认为森林公园具有杀菌、净化空气、降低噪声、产生负氧离子以及对人类心理影响等七大疗养保健作用，并提出了在规划中选择森林疗养地的条件以及发展我国森林疗养的建议。刘雁琪等（2004）认为森林静养区是森林多目标应用中较为新型的形式，可以为大都市饱受生活压力的人们提供一个缓解释放的森林环境空间，并归纳了森林环境对人们精神、身体等方面的主要有益的功能和作用，并探讨了对现有森林景观环境进行景观建设、植物配置、林分改造的措施。高岩（2005）研究认为北京市 5 种主要绿化针叶树所释放的柠檬烯、β-蒎烯等萜类化合物和壬醛、癸醛、苯甲醛等醛类物质具有抑制林内空气中微生物生长的作用。并采用多导电生理技术测试嗅闻树木挥发性有机化合物（VOCs）后人体生理指标的变化，发现油松、白皮松、桧柏枝叶释放的 VOCs 能够降低人体的心率、收缩压和舒张压，使人体处于放松状态，情绪变为松弛、缓解紧张，表明针叶树释放的萜类化合物对处于高度紧张状态的上班族具有缓解紧张情绪的生理调节作用。高岩还通过旷场行为和水迷宫实验，研究得出珍珠梅鲜花和暴马丁香鲜花的 VOCs 对小鼠的探索性、兴奋性、运动性有抑制作用。彭万臣（2007）在对森林保健功能阐析的基础上，提出中国森林保健旅游开发方向与对策。吴章文（2005）根据 10 多年在亚热带森林旅游区的实验研究，证明了森林旅游区内空气清洁、地表水质好、放射性污染少、气候舒适、噪声少、有利于人体身心健康，是人类愉悦身心、寻求健康、返璞归真的理想去所。

2.1.3　森林保健旅游发展前景

随着城市环境不断恶化，城市人群亚健康状态越来越普遍，人们对如何消除亚健康状态、恢复生命活力的关注必将越来越多。在消除亚健康的诸多措施和方法中，森林游憩是人们寄予厚望的全新领域。目前，人们普遍认识到森林具有独特的生态环境，良好的森林具有保健疗养功效，能有效缓解都市生活的巨大压力，森林保健旅游是人们向往亲近自然的最佳方式。随着我国城市化进一步深入，森林保健旅游的市场前景十分巨大。

综观国内外对森林保健功效的研究，目前对森林保健旅游的利用方式还相当粗放和浅显，对保健旅游开发中森林生态环境因素的相互关系涉及极少，对如何开发森林保健旅游尚待深入研究。森林保健旅游的研究将更注重微观层面的树种保健功效，如研究具体树种植物精气的成分及生理功效、从保健医学的角度研究具体树种的医疗保健功效、从产品的角度研究综合开发植物的保健价值。

2.2　空气负离子及保健功效

2.2.1　空气负离子及其产生条件

自英国学者威尔逊与法国学者埃尔斯特和格特尔证实空气负离子的存在，人们对空气负离子的研究经历了近百年的发展、应用过程。空气离子包括正离子和负离子，一般情况下空气离子是空气分子受雷电、紫外线、宇宙射线、地壳放射性元素辐射后发生电离而产生的。此外，瀑布、喷泉、海浪由于喷射、冲击时发生雷纳德（Lenard）效应（又称"喷筒电效应"），截断分裂的水分子带正电，周围潮湿空气带负电，形成空气负离子；植物光合作用也在一定程度上形成空气离子。在自然情况下，在产生空气离子的同时，正负离子又相互中和，故大气中离子在不断产生，也在不断消失。但在不同环境的空气中，空气正离子与空气负离子的含量不尽相同。在一些特殊的环境中，空气负离子含量大大高于正离子含量，就形成了高负离子区，这种环境对开展生态旅游具有巨大的价值。研究表明，森林环境和瀑布环境最有可能出现高浓度的空气负离子区域。

森林环境中的空气负离子主要是由于森林植物的光合作用、森林土壤中的气体交换以及森林植物芬多精的作用所形成；在溪流、瀑布区则主要是由于水冲击产生喷筒效应形成空气负离子。森林中空气清新、洁净的主要原因是森林环境中空气负离子浓度较高，且空气负离子具有杀菌、降尘、强身的功效。人们进入森林感到头脑清醒、体力充沛是因为森林中空气负离子含量高，森林中居民疾病少、寿星多与负离子含量高有密切的关系。在森林旅游资源评价中，空气负离子已作为评价旅游区、自然保护区和森林公园环境质量的重要指标。在人类崇尚健康、生态的 21 世纪，空气负离子已成为一种重要的生态旅游资源，开发空气负离子旅游资源将成为生态旅游地吸引游客的重要手段。

2.2.2　空气负离子的保健功效

科学家研究发现，空气负离子含量与人体健康有一定的关系，空气负离子含量越高，越有利于人体健康，而空气负离子浓度低于一定的水平则对人体健康不利，见表 2-2。

表 2-2　负离子浓度与健康关系程度

负离子含量/（个/cm^3）	与健康的关系程度
<50	诱发生理障碍
1 000～2 000	维护健康基本需求量
5 000～50 000	增加人体免疫力及抵抗力
50 000～100 000	杀菌，减少疾病感染
100 000～500 000	具有自然痊愈力

引自：郑群明. 空气负离子在森林生态旅游中的应有研究[D]. 株州：中南林学院，2000.

空气负离子的作用主要体现在生理功效上。通过大量的临床试验表明，空气负离子在一些疾病的治疗上疗效明显。美国得克萨斯州立大学在总结前人研究成果后，得出的报告指出：空气负离子具有 33 种有益人体健康的功效。

①能改善哮喘；②能改善过敏症；③能改善或根治偏头痛；④能减轻烧伤的疼痛，促进结痂的形成，消除伤口臭味，减少伤口感染率；⑤减轻手术（普通外科手术）后伤口的疼痛；⑥能改善关节痛、关节炎和风湿性关节病等疾病；⑦提高精神病（如双极紊乱）的治疗效果；⑧能提高警惕性；⑨能消除疲劳，提高灵敏性，增强活力；⑩对高山反应症有改善作用；⑪能促进呼吸道的纤毛运动；⑫对胃溃疡有改善作用，能加快溃疡的治愈；⑬能促进肥胖病人减肥；⑭能增强运动和工作的潜量；⑮能加快对一氧化碳中毒的治疗；⑯能降低高血压病人的血压；⑰能抑制癌细胞的生长；⑱能抑制细菌的活动和病毒、真菌的生长；⑲能改善学习效果；⑳能增强在室内环境中抵抗一氧化碳、寒冷、离子辐射、传染病的能力；㉑增加视觉、听觉的敏感性；㉒能增强血氧的输送能力；㉓能淡化在最大负荷量时的感受力（通过骑自行车测试）；㉔能减少写字楼中传染病的感染率；㉕能减少室内工作人员的头痛、恶心、头晕以及抱怨率；㉖能调节情绪（如促进放松紧张的情绪，促进获得良好的感觉）；㉗能改善普通人和"神经过敏"患者的睡眠；㉘能减少肺结核病人的咳血、吐痰、发烧；㉙能根除百日咳；㉚可以减轻或根除癫痫病（自发型和杰克逊型）的发作；㉛能消除昏眩和紧张；㉜能根除舞蹈病及其引起的语言功能障碍；㉝对季节性情绪紊乱（SAD）有明显的改善作用等。

归纳起来表明，空气负离子能治疗或改善人体呼吸系统、血液和心血管系统、神经系统、内分泌系统、免疫系统、消化系统等疾病。

2.2.3 空气负离子保健功效的应用

近年来发展起来的空气负离子疗法（Negative Air Irons Treatment，NAIT）在世界各国得到了广泛的研究和使用。我国北京、上海、西安、南京等城市的部分医院及疗养院也广泛开展了空气负离子疗法，并取得了良好的效果。在公开的统计资料中，应用空气负离子治疗的 2 500 例患者中，总有效率达 89%。治疗病种有：呼吸系病（上呼吸道感染、支气管哮喘、支气管扩张、慢性支气管炎、肺炎、肺气肿）；五官疾病（过敏性及萎缩性鼻炎、阿夫他口腔炎、咽峡炎）；消化系病（胃、十二指肠溃疡、神经性腹泻）；循环系病（高血压、冠心病）；结缔组织疾病（类风湿性关节炎）；神经系病（神经衰弱、神经性头疼、脑震荡后遗症）；皮肤及外科病（神经性皮炎、湿疹、皮肤瘙痒症、天疱疮、浅表外伤、乳腺癌术后）；血液系病（白细胞减少症），此外空气负离子还应用于老年保健领域。国外试用空气离子疗法改善人的听力，可提高 10 dB 以上。用 NAIT 治疗 112 名精神异常者，发现水负离子发生器对改善无力、易怒、焦虑效果好，而电晕负离子发生器对改善抑郁效果明显。

2.3　森林植物精气及保健功效

2.3.1　植物精气概念及组成

植物精气的发现起源于 20 世纪 30 年代初，1930 年前苏联彼得格勒大学的托金博士（Б.П.Токин）在反复研究观察植物的新陈代谢过程中发现，在植物的花、叶、木材、根、芽等组织的油腺不断分泌出一种浓香的挥发性有机物，能杀死细菌和真菌，防止林木中的病虫危害和抑制杂草生长。他将这种挥发性有机物称为植物的芬多精（phytoncidere），其字面含义为"植物杀菌素"（刘代中，1984）。

近年来吴楚材等（2006）对植物器官在自然状态下所释放出来的挥发性有机物进行了大量研究，其化学成分多达 440 种。研究表明这些挥发物的作用远远超出了杀虫、杀菌功能，而且有防病、治病、健身强体的功效，基于此，吴章文教授和吴楚材教授于 1999 年创造了"植物精气"（吴章文等，1999）这一名词，之后还提出了植物精气的定义，即"植物精气是植物的器官或组织在自然状态下释放出的气态有机物"（吴楚材等，2005）。

植物精气的主要成分为芳香性碳水化合萜烯（terpene），即半萜在生物体所结合化合物的统称。主要是一些香精油（萜烯）、酒精、有机酸、醚、酮等。已知植物中提取的精油含有树木散发出来的萜类物质，其碳架是由异戊二烯（isoprene）聚合而构成，分子式符合（$C_{10}H_{16}$）$_n$ 通式，故又称异戊二烯类化合物（isoprenoids），是一群不饱和的碳氢化合物。根据医疗上的经验，在萜类物质中，单萜烯作为医药使用最有价值。含有大量单萜烯的精油，可以做成各种药剂，如刺激剂、醋酸盐和利尿剂等（只木良也等，1992）。萜类化合物分类及分布见表 2-3。

表 2-3　萜类化合物的分类及分布

碳原子数	名　称	通式（$C_{10}H_{16}$）$_n$	存　在
5	半萜	$n=1/2$	植物叶（可存在叶绿体上，但含量极微）
10	单萜	$n=1$	挥发油、芬多精
15	倍半萜	$n=3/2$	挥发油、芬多精
20	二萜	$n=2$	树脂、苦味质、植物醇、芬多精
25	二倍半萜	$n=5/2$	海绵、植物病菌、昆虫代谢物
30	三萜	$n=3$	皂甙、树脂、植物乳液
40	四萜	$n=4$	植物胡萝卜素
多碳原子	多聚萜	（$C_{10}H_{16}$）$_n$	橡胶、硬橡胶

资料来源：只木良也等，1992。

　　萜类化合物在生物合成中，最基本的前体是乙酰辅酶 A（acetyl CoA），缩合生成β-羟基-β-甲基戊二酰辅酶 A（HMGCoA），再还原形成甲羟戊酸（MVA），后转化成异戊烯基焦磷酸(IPP)，异戊烯基焦磷酸(IPP)经硫氢酶(sulphydryl enzyme）及异戊烯焦磷酸异构酶（IPPisomerase）可转化为γ，γ-二甲基烯丙基焦磷酸（γ，γ-dimethylallylpyrophosphate，DMAPP）。IPP 及 DMAPP 两者均可转化为半萜，并可经酶缩合为焦磷酸香叶酯（geranylpyrophosphosphate，GPP），衍生为单萜类化合物，或继续与 IPP 分子缩合而衍生为法呢焦磷酸（FPP），FPP 去焦磷酸就是倍半萜（Goodwin et al.，1983）。可以说，萜类物质是由 Acetyl CoA 经过 MVA 和 IPP转变成的（潘瑞炽，2002）。

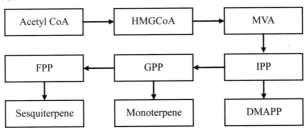

图 2-1　萜类化合物的合成途径

2.3.2　对植物精气的利用

（1）古代对植物精气的利用

　　人类利用精气来消毒、治病已有几千年的历史，早在四五千年前，埃及人就开始用香料消毒、防腐；欧洲人很早以前就用薰衣草、桂皮油来治疗神经刺激征等。19 世纪，人们就开始利用针叶树挥发油进行医学消毒（李树人，1985）。如 19 世纪末叶，用针叶树的挥发油消毒外科手术用的肠弦是很通行的（魏德保，1981）。当时人们就知道百里香油、丁香酚、天竺油、肉桂油、柠檬油等具有杀菌作用。

我国古代医学著作中介绍了香料的用途，如香料可防止霉烂、驱虫防腐等。3 000 多年前，人们就利用艾蒿类沐浴焚熏，以洁身去秽和防病治病；从长沙马王堆汉墓出土的文物中就有药枕（内填塞中草药佩兰）、香囊（内装茅香、花椒和辛夷等）（陈建明，2003），表明 2 000 多年前人们就利用植物释放的气味来安神和除污；1 000 年前，人们开始利用茉莉花熏制花茶，中国古代"香佩疗法"和近代国外"香花诊室"、"花木医院"，其治疗机理都源于我国传统医学的"芳香开窍"理论，芳香的中药有"通经走络，开窍透骨"的作用（吴克宁，1995）。明代医学家李时珍在《本草纲目》中就记载有多种药枕，患者通过嗅闻药枕中各种植物散发出来的香味（植物精气），达到"闻香祛病"的效果（蒋志君，2002）。根据记载，天竺花的香气有镇静作用，桂花的香气对哮喘有一定疗效，茉莉花、桂花、蔷薇、石竹的香味能抑制结核杆菌、肺炎球菌、葡萄球菌的生长繁殖，丁香、檀香的香气可治疗结核病，薄荷、紫苏的香味能有效抑制感冒病毒（王旭东，2001）。花香能治病，这在我国一些古代医书中早有记载，如名医华佗用丁香加麝香等香囊香球治疗呼吸道感染、吐泻等。商代有宫廷利用花香驱散不洁之气和异味，以花香沐浴（亚华，1993）。古代的宗教、讲道等应用香气广泛。释迦牟尼在菩提树下传念经，耶和华在香树下设祭坛，孔子在黄连树下传道，无不与树木所散发的香气有关（吴楚材等，2006）。

（2）近现代对植物精气的利用

在近代，德国人本于生物需要大自然的天性，让大城市中患有"文明病"和"慢性病"的人群住进森林，在宁静优雅的森林环境中享受森林的植物精气和空气负离子，使得人体韵律恢复到原先的步调，驱病健体。德国在森林调养"文明病"实践方面最负盛名。德国科学家 K. Franke 认为人体在大自然环境里会不知不觉地调整反应，恢复身体韵律，认为清新的空气以及树叶、树干散发挥发性物质的天然烟雾（aerosol）对支气管哮喘、由于吸入灰尘而引起的肺部炎症、食道炎症、肺结核等疗效显著（林文镇，1989）。20 世纪 80 年代，日本学者在吸收了德国"森林疗法"和前苏联"芬多精"研究成果的基础上，利用"芬多精"可以杀菌治病的原理推行"森林浴"，并于 1983 年由日本林野厅发起"入森林，沐浴精气，锻炼身心"的"森林浴"运动和绿色运动。由于树木在生长过程中会散发出具有杀菌作用的植物精气，对人体健康非常有利，尤其有利于呼吸系统、神经系统的功能，因此"森林浴"具有良好医疗功效，使得近年来日本流行"森林浴"，大大地推动了日本森林旅游的发展。"花香治病"也受到国外研究者的重视，20世纪90年代，在阿塞拜疆的巴库市就建设了一处"健康公园"，这是世界上第一个"花香治病"的疗养区，种植了从临床实践中精心挑选的具有治疗作用的香花品种，有针对性地给患者相应剂量的香味，对治疗心血管病、气喘症、高血压、神经衰弱和失眠症有显著的效果（周耀华等，1999），到1999年已接待50万患者。之后，日本、法国、意大利等国也效仿成立了香花治疗机构，推行"芳香疗法"。

2.3.3 国外植物精气的研究

萜类是精油的主要成分。Rommelt研究结果显示，萜类成分透过皮肤的速率为水的100倍，为盐分（NaCl）的1 000倍，同时人体可以不断吸收和释放萜类化合物，使精油在体内处于平衡（Schilcher，1985）。只木良也等在总结日本学者研究成果时提到：神山惠山1980年实验证实，在百日咳病患者的地方散置植物精气，可将空气中的细菌减剩至1/10，又在混有结核菌或大肠菌的水滴旁放置植物精气，数分钟后这些细菌就会死亡。屋我嗣良对树木香味做了研究，指出其挥发性成分为萜类物质，并确定了一些树种精油香味成分，对不同树种芳香含量作了提取比较。只木良也等（1992）对萜类化合物生理功效进行了研究，在现在萜类物质中，单萜类化合物生理功效最有价值（见表2-4）。

表2-4　萜类化合物的生理功效

生物学特征	单萜烯	倍半萜烯	双萜烯	生物学特征	单萜烯	倍半萜烯	双萜烯
麻痹	★			利尿	★		
强壮	★	★		祛痰	★		
镇痛		★		芳香	★	★	★
驱虫	★	★		杀虫	★		★
抗菌	★	★	★	刺激性	★	★	
抗癫痫		★		生长激素	★	★	
抗组胺	★			促胆汁分泌		★	
抗炎性	★	★		植物刺激	★	★	
抗风湿	★			止泻	★		★
抗肿瘤	★	★	★	镇静	★	★	
降血压	★	★	★	维生素			★

注：★表示具有该生理功效。
资料来源：只木良也等，1992。

自 20 世纪 30 年代起，植物精气是能唤起人们美好的记忆和联想、带给人强烈新鲜感的"绿色香气"得到认同，其化学成分和特征已被逐步探明。烟中显和（1999）研究表明，"绿色香气"物质能减少人的压抑感而给人以恬静和舒爽。发现绿色植物香气通过嗅觉系统，对室旁核产生某种神经性或液性的影响，抑制某些与负荷相关激素的生成和分泌，减少环境压抑对人体造成的影响，从而提高免疫系统的活性。谷田贝光克（1987）研究发现不同性别、年龄的都市人和山村人对树木气味的喜好有差异，随着植物精气浓度增大变化趋势差异越显著。

刘杰（1990）总结了国外对植物精气医疗保健功效的研究，认为植物精气具有多种生理功效，植物依靠精气进行自我保护，并能阻止细菌、微生物、害虫等的成长蔓延。植物精气可以通过肺泡上皮进入人体血液中，作用于延髓两侧的咳嗽中枢，抑制咳嗽中枢向迷走神经和运动神经传播咳嗽冲动，具有止咳作用；通过呼吸道黏膜进入平滑肌细胞内，增加细胞里磷腺苷的含量，提高环磷腺苷与环磷鸟苷的比值，增强平滑肌的稳定性，使细胞内的游离钙离子减少，收缩蛋白系统的兴奋降低，从而使肌肉舒张，支气管口径扩大，解除了哮喘，因而能够平喘；植物精气具有轻微的刺激作用，使呼吸道的分泌物增加，纤毛上皮摆动加快，所以能够祛痰；进入肾脏代谢时，可抑制肾皮质远曲小管对水的再回收，故能利尿；精气还能促进人体免疫蛋白增加，增强人体抵抗疾病的能力；又可调节植物神经的平衡，使人体腺体分泌均衡；新鲜的植物精气可以增加空气中臭氧和负离子的含量，增强森林空气的舒适感和保健功能。因此精气可以治疗多种疾病，对咳嗽、哮喘、慢性气管炎、肺结核、神经官能症、心律不齐、冠心病、高血压、水肿、体癣、烫伤等都有一定疗效，尤其是对呼吸道疾病的效果十分显著。

2.3.4　我国植物精气的研究

我国植物精气的研究起源于 20 世纪末。1997 年，在国家林业局的支持下，成立以吴楚材为组长的"植物精气研究"课题组进行专项研究，历时 7 年完成研究，发表了《槲树精气的研究》（1999）、《植物精气研究》（2005）、《5 种杉科植物不同部位的精气成分》（2006）、《空气负离子与植物精气相互作用的初步研究》（2008）等学术论文。之后，"植物精气"的研究逐步被学术界接受，并进行了相应的跟进研究。王利平等（2003）对梅花香气的收集分析测定做了介绍；粟娟等（2005）对珠海市 10 种绿化树种的植物精气成分进行了分析；孙启祥等（2004）研究了杉木植物精气对人体健康的影响；陈欢等（2007）对植物精气的研究进展进行了综述。较为系统的研究成果是《植物精气研究》（吴楚材等，2006），该书系统研究了我国 15 个省市区 51 科共 156 种植物的叶片、木材和花以及 18 个纯林林分的植物精气化学成分，共检测出植物精气化学成分 442 种。

高岩（2005）研究了北京市主要绿化树种油松、白皮松、桧柏、国槐、金银木、紫叶李在近自然状态下单株树木释放 VOCs 的成分、含量和季节动态变化，发现其释放速率的动态性和可变性与树木的生长季节和环境条件有密切关系。其中，6 月、7 月释放速率高，春秋两季释放速率低。树木挥发性有机物释放动态及其对人体健康的影响明显，油松、白皮松、桧柏、红皮云杉、雪松树的提取液可抑制空气中细菌、放线菌的生长，可抑制空气微生物的生长。采用多导电生理技术，测试嗅闻树木 VOCs 后人体生理指标的变化。结果显示，油松、白皮松、桧柏枝叶释放的 VOCs 能够降低人体的心率、收缩压和舒张压，使人体处于放松状态，情绪变为松弛、缓解紧张，表明针叶树释放的萜类化合物对处于高度紧张状态的上班族具有缓解紧张情绪的生理调节作用。

我国学者对中国主要植物的植物精气进行了长期的研究，取得了丰硕的成果，这些成果包括：测定了全国范围内的 156 种植物的精气成分及其相对含量；研究了 150 种叶片、103 种木材、20 种花在自然状态下所释放出的挥发性有机物的成分及其相对含量；选择了 18 个不同树种的林分进行精气化学成分的研究；对城市空气与森林空气中所含精气成分进行了比较研究；对松科、樟科植物的精气成分以科为单位进行了分析研究；对马尾松所释放的精气进行了系统研究（包括松针精气绝对含量的研究）；对检测出的植物精气成分进行了归类分析，对各种植物不同器官精气化学成分中有益于人体健康的单萜烯和倍半萜烯相对含量进行统计分析（吴楚材等，2006）。这些成果为"森林医学"的理念树立，为如何充分利用森林的保健功能、开发森林旅游资源、突出森林旅游的保健价值和特色、实现旅游业可持续发展等奠定了理论基础。

2.4 森林植物精油及保健功效

精油是存在于植物体中的一类可随水蒸气蒸馏且具有一定芳香气味、在常温下能挥发的油状液体的总称（陈丽艳等，2006）。植物在光合作用的副产物中有一些物质具有杀菌作用、提神、镇静神经等功效，其中有些挥发性成分通过水蒸气蒸馏法将植物中的挥发性物质分离，可得到常用的植物精油（吴昭祥，1999）。

2.4.1　植物精油的利用

早在 5 000 年前，人类就对植物精油的医疗功效有了一定的认识。经过油类物质浸泡过的芳香植物被古埃及人用来熏香身体，并在庆典仪式中大量使用香水和植物精油；在古埃及的木乃伊制作过程中，雪松精油经常被用来浸泡缠缚木乃伊的绷带。目前，雪松精油的抗菌性、收敛性、利尿、镇静等功效已被人们所认同。中国的《黄帝内经》里面就记载着运用植物精油来治疗疾病的方法，至今仍可当做药草家的指南（张上镇等，2000）。

1928 年年初植物精油再度引起学术界重视，法国化学家盖特佛塞（Rene Maurice Gattefosse）首先开创"芳香疗法"（Aroma-therapy），并成为药草医学的重要分支。第二次世界大战期间，法国人珍芙妮医师开始使用植物精油来治疗受伤的士兵，从此植物精油开始在医疗上应用，目前植物精油广泛应用于外科和内科临床病例中（卓芷津，2002；2003）。

植物精油的成分以单萜类（monoterpene）、倍半萜类（sesquiterpene）与其他芳香族化合物及其衍生物所组成，萜类化合物以异戊二烯连接所形成。Kinetal 报道萜类化合物已被列为美国公认安全食品（Generally Recognized as Safe，GRAS）的化合物（谢玟珣，2007）。

目前，植物精油的功效主要应用于食品、化妆和医药。在食品方面，精油常用来增进食品的风味及延长储存寿命；在化妆品方面，精油会达到精神上的安抚镇定、激奋提神的效果；在医药方面，精油可直接作为医疗用品（吴正忠，2009）。

2.4.2　植物精油功效的研究

Schilcher 研究了植物精油的功效，并将功效分为外用和内服两种情况：外用具有充血效应、消炎作用、消毒作用、伤口愈合功能、脱臭功能和杀虫及驱虫作用；内服具有祛痰功能、促进食欲、祛风功能、减菌作用、利尿功能、镇静作用和促进循环功能（Rommelt et al.，1974）。

Bassole 等（2003）研究表明，挥发油具有发散解表、芳香开窍、理气止痛、祛风除湿、活血化瘀、祛寒湿裡、清热解毒、解暑祛秽、杀虫抗菌等作用。Li Q 等（2009）通过测试白天进行"森林浴"、晚上则睡在放有扁柏（*Chamaecyparis obtusa*）木材精油房间中的人群，检测发现这些人群血液中 NK（Natural Killer cell）活性增强。

近年来，我国学者也进行了大量植物精油的研究与实践，研究的成果主要包括植物精油化学成分与提取方法、植物精油的应用（竺锡武等，2009）等方面。

朱亮峰等（1988）的《芳香植物及其化学成分》是植物精油化学成分研究的代表，该书分析了我国69科185属共484种芳香植物的精油化学成分。在对植物精油化学成分研究方面集中在提取方法、分析鉴定和成分分离方面。在应用方面则主要集中在医药、日化工业、食品工业、植物保护、饲料添加剂等方面，其中在医药方面的研究最为活跃，包括抗菌活性（张上镇等，2000）、抗炎活性、抗肿瘤活性、抗病毒活性、抗氧化活性、抗过敏活性、驱虫活性、解热镇痛作用、安神镇定作用、镇静作用、祛痰止咳和祛风健胃等作用（竺锡武等，2009）。在医药方面的应用研究为森林保健旅游的深入开发提供了丰富的科技支撑。

3 森林保健旅游资源研究

森林资源中最具保健疗养价值的资源是森林所具有的独特的生态环境资源。环境（Environment），总是相对于某一中心事物而言的。环境因中心事物的不同而不同，随中心事物的变化而变化。我们通常所称的环境就是指人类的环境。人类环境分为自然环境和社会环境。环境资源是将环境的整体或各个要素作为一类资源。而各种自然资源和环境组合的各种状态都是人类赖以生存与发展的物质基础，即自然环境是重要的资源。合理地开发和利用自然环境资源会给人类社会进步与经济发展带来巨大影响。森林保健旅游资源是指森林环境资源中能被旅游业所开发利用、能对特定的旅游市场产生吸引力的各类自然资源与环境的组合。如良好的森林小气候、优质的水资源环境、宁静幽雅的森林环境等。

3.1 基本背景

3.1.1 人类生存环境日益恶化，促成森林环境成为旅游资源

随着高度工业化、城市化和现代化进程的加快，作为人类聚居的城市逐渐变成环境恶劣的"热岛"，环境生态学家从环境生态角度对城市提出了新的评价——"城市水泥沙漠"。城市中到处充斥着热辐射、光污染、噪声污染、空气污染、水污染、放射性污染、有毒建材等，城市再也不是人类的理想居住地。在发达国家和地区，环境优美的城郊、山边、海边成为富人的居住地，而城市则变成了普通人的聚居区。清新的空气、洁净的地表水、宁静的空间等森林环境成了良好的资源。

由于人类生存的自然环境不断恶化，具有良好森林生态环境的休闲度假地成为人们旅游的目的地，环境质量成为旅游者产生的重要地理背景之一。城市环境的恶化与休闲度假地良好的自然环境，促动了出游激发与吸引激发同向，从而加强了自然环境质量高的森林旅游区的吸引强度。因此，暂时摆脱严重污染的环境，到少污染或无污染的森林中去恢复健康、增强体质，越来越成为人们出游的重要动机之一。森林保健旅游者的兴起也正是追求良好的自然环境资源。1999 年，广东省肇庆市鼎湖山国家级自然保护区开发了空气负离子资源、植物精气资源和清

洁空气资源，大大增加了保护区的旅游吸引力，游客数量同比增加了一半，并逐渐成为粤港澳地区居民森林保健旅游的首选目的地。

3.1.2 环境意识的提高，促发了人们向往环境良好的森林区

自然环境作为一种资源已逐渐成为人们的共识。在旅游地理研究中，认为环境是旅游资源，并将气候作为一种旅游资源进行研究。同时，认为环境质量背景是旅游者产生的四大地理背景之一（刘振礼，1996）。随着社会的进步，人的需求在不断改变，旅游资源也要不断地丰富和更新，以满足日益成熟的旅游市场的需求。经历过"生态觉醒"之后，森林生态环境已逐步成为人们度假疗养的重要资源，不同的森林环境可以满足不同游客的需求。为了解除城市恶劣环境的困扰，为了健康长寿，追求人类理想的生存环境，城市人开始向往到郊外良好的森林环境中去保健疗养、度假休憩、娱乐休闲，以此消除亚健康，恢复身心健康。例如，有些游客想走进森林，享受森林清新的空气、宁静的环境；有些游客走进森林进行"森林浴"，不打针、不吃药，强身健体、疗养休闲，享受大自然的恩赐。在日本，每年约有 10 亿人次到环境良好的自然公园中旅游，有 8 亿人次到森林中进行"森林浴"。研究与实践表明，森林环境资源是森林旅游区重要的旅游吸引物，森林环境资源的好坏将直接影响旅游区的品质和可持续发展，将良好的森林环境资源开发为森林保健旅游产品，可以增加旅游区的亮点和卖点，增强旅游地的吸引力和竞争力。

3.1.3 生活水平不断提高，激发人们的旅游消费转向保健疗养

从旅游需求角度分析，国际上研究表明：一个国家或地区人均收入达 1 000 美元时，观光旅游进入火爆时期；当人均收入达 2 000 美元时，度假休闲旅游开始起步；当人均收入达 3 000 美元时，度假休闲旅游将成为旅游的主体，进入普通家庭的生活中。2012 年，我国人均 GDP 均超过 1 万美元的城市有 32 个（见表 3-1）。主要集中在"长三角"地区、"珠三角"地区和环渤海地区的大中城市，这些城市的家庭成为新兴消费的主力军。目前，我国的度假休闲旅游已经进入了一个新时代，近几年北京市、上海市以及成都、长沙等地城郊"农家乐"和乡村旅游火爆就是很好的例子。而这些深受城市居民喜爱和向往的乡村往往是自然环境良好的区域。而"珠三角"地区的居民则更喜爱前往环境良好的森林区和温泉区进行休闲度假和疗养保健旅游。国际旅游界认为：21 世纪是生态旅游的世纪。在人们追求绿色、生态、健康、体验的时代，自然环境资源将成为旅游度假地的重要吸引物，生态保健旅游产品的开发将为旅游度假地注入新鲜的活力。可以预计，生态保健旅游资源将成为旅游度假地开发的主攻方向。

表 3-1　2012 年我国人均 GDP 超过万美元的城市及排名

排名	城市	人均 GDP/元	人均 GDP/美元	排名	城市	人均 GDP/元	人均 GDP/美元
1	香港	217 890.1	34 517.2	17	北京	88 184.9	13 969.9
2	台北	215 975.4	34 213.9	18	常州	86 450.3	13 695.1
3	鄂尔多斯	189 431.3	30 008.9	19	宁波	85 787.0	13 590.0
4	东营	147 430.8	23 355.4	20	上海	85 630.1	13 565.2
5	大庆	137 715.8	21 816.4	21	青岛	83 787.8	13 273.3
6	包头	126 610.7	20 057.1	22	沈阳	82 278.2	13 034.2
7	深圳	123 718.2	19 598.9	23	武汉	79 878.4	12 654.0
8	无锡	117 660.4	18 639.3	24	淄博	78 515.0	12 438.0
9	苏州	114 724.5	18 174.2	25	厦门	78 171.7	12 383.6
10	大连	104 633.8	16 575.6	26	烟台	75 772.8	12 003.6
11	广州	103 855.5	16 452.4	27	唐山	74 675.3	11 829.8
12	天津	95 123.1	15 069.0	28	绍兴	73 696.1	11 674.6
13	佛山	92 781.4	14 698.0	29	济南	69 899.9	11 073.3
14	长沙	90 257.8	14 298.3	30	嘉兴	68 171.1	10 799.4
15	杭州	89 310.8	14 148.2	31	扬州	65 770.4	10 419.1
16	南京	88 808.5	14 068.7	32	郑州	63 791.4	10 105.6

注：根据 2013 年发布的有关统计数据整理。

3.1.4　环境有价理论，促使疗养度假地选址于森林环境优良的区域

当今社会中，人们已经认识到自然环境资源是有价值的。与传统经济价值概念中赋予价值以劳动和交换的属性相比，认识到自然环境资源（无劳动参与、无交换发生）有价值是人们认识自然过程中的进步。

受地理、文化、经济等方面因素的影响，自然环境资源价值具有地域差异性。由于不同地域自然生态环境各组成要素存在巨大的差别，使得自然环境资源在不同的地方价值不同。在旅游开发过程中，受市场需求的刺激，开发者逐渐趋向于选择良好生态环境的山地森林区和滨水森林区建设休闲疗养度假区，以满足游客对良好自然环境资源的追求和消除亚健康带来的烦恼。而良好的森林环境资源在调节身心健康方面具有特殊的舒适性的服务价值，比如空气负离子、洁净的水体、舒适的森林小气候等在生态保健方面的生态功能性使用价值，正是开发者和疗养者共同追求的目标。印度加尔各答农业大学德斯教授对一棵树的生态价值进行了计算：一棵 50 年树龄的树，以累计计算，产生氧气的价值约 31 200 美元；吸收有毒气体、防止大气污染价值约 62 500 美元；增加土壤肥力价值约 31 200 美元；涵养水源价值 37 500 美元；为鸟类及其他动物提供繁衍场所价值 31 250 美元；产生蛋白质价值 2 500 美元。除去花、果实和木材价值，总计创值约 196 000 美元。

也就是说，一棵 50 年的大树累计创造的环境价值约 20 万美元。

目前，森林、滨水、山地等优越的生态环境也成为建设旅游度假疗养区的理想地域，森林环境资源成为判断一个旅游地保健疗养功效的重要依据。良好的森林环境成为一种稀缺的资源，良好的生态环境是度假区选址的首要条件，也是现代人选择度假疗养旅游地的重要因素。

3.2　主要特征

森林保健旅游资源主要是指森林生态系统中的环境旅游资源，是各种自然环境要素的综合体，它具有森林环境的基本特征，同时也具有旅游资源的属性和内核。主要表现出外在形态的无形性、吸引功能的保健性、开发利用的持续性和资源价值的多样性。

3.2.1　外在形态的无形性

景观旅游资源大多是有形态的，如地文景观、建筑与设施旅游资源等。虽然森林的外在形态也是多种多样，但其保健价值则在大多数情况下表现出外在形态是不确定的，或者是无形的。因此，在调查森林保健旅游资源时，很难凭人的感觉来判断其价值和等级，必须借助科学而精密的测量工具。例如，空气负离子资源的品质就必须通过大气离子测量仪进行系统监测，依据科学的评估方法确定评价指标和评价体系，经过系统评价才能确定其开发价值的高低。

3.2.2　吸引功能的保健性

森林生态环境不仅具有观光旅游资源的特点，更重要的是具有保健功能，正是其保健价值吸引着游客前来休憩和疗养。森林环境旅游资源良好的地区，通常适用于建设疗养度假区和度假旅游区，主要是利用森林环境的保健特征进行旅游产品开发。例如，德国的黑森林就利用森林环境资源建设森林医院，针对城市"文明病"患者，推行"森林疗法"，不打针、不吃药，让患者在森林中享受良好的自然环境，调理身心，恢复健康，产生了良好的效果，深受游客欢迎。

3.2.3　开发利用的持续性

绝大多数景观旅游资源一旦破坏就无法再恢复，不可再生。而森林环境旅游资源是由良好生态环境形成的，森林生态系统保护得好，这类资源就一直会保持并可持续利用，如果生态环境遭到破坏，环境资源即会消失，但外界破坏停止后，森林生态系统会逐渐恢复，森林环境资源也会恢复或重生。

3.2.4　资源价值的多样性

森林环境旅游资源的价值具有多样性的特点。在没有认识到生态环境价值之前，自然环境只是作为人类或生物的背景事物，认为环境是依附于主体而存在，其价值被忽视。但通过精确的测量工具和科学的技术手段，人们认识到自然环境中存在多种要素和多种类型的资源，其价值也不断地被创新，功能不断地被挖掘，功效不断地被发现。例如，森林拥有良好的环境，具有保水、制氧、降尘、生物多样性等功效，在科学家发现了森林能释放出大量有益于人体健康的植物精气后，森林的保健价值被认识，其旅游开发价值也远大于之前认识的价值，它对人类的健康的价值则更加巨大。

3.3　资源的类型与评价

随着人们对环境价值的认识不断深入，对森林环境价值在旅游开发中的应用也进行了多方面的研究。目前普遍认为对森林保健旅游开发有较大价值的森林环境旅游资源主要包括森林大气质量、林中地表水质量、空气负离子浓度、植物精气含量、旅游舒适期、林中声学等级、天然放射性水平、林中空气细菌含量、森林小气候9类。

3.3.1　森林大气质量

空气是人生存不可缺少的三种物质之一。空气资源无处不在，人沉浸在空气海洋里，沐浴在空气之中，自由地呼吸。一个成年人每天呼吸 2 万多次，吸入空气 $15\sim20\ m^3$（$1.42\ kg/m^3$），约 $20\sim30\ kg$，是人们每天所消费食物和水的重量的 10 倍，一个人 35 d 不进食，5 d 不喝水尚能生存，5 min 不呼吸就会死亡，可见空气的重要。然而城市空气受到越来越多的污染，清新、健康的空气离人类越来越远，城市空气中的有害物质通过肺进入人体，造成了城市"文明病"。随着人类"生态意识的觉醒"，空气清新、远离城市的地方逐渐成为人们的追求目标，环境优美、空气清新的城郊成为人们居住的佳地。在生态度假区，清新的空气是其选址的首要条件，度假者为能在清新的空气中享受假日而满足和满意。空气质量成为衡量旅游度假地档次的重要指标，也是开展森林保健旅游的依赖指标之一。

（1）评价标准

根据《环境空气质量标准》（GB 3095—2012）要求，风景名胜区、自然保护区和其他特殊需要保护的区域属一类区，空气质量必须达到国家一级标准。在调查评价森林保健旅游区大气质量时，执行《环境空气质量标准》（GB 3095—2012）中的一级标准，主要监测 SO_2、NO_2、CO、O_3、PM_{10}、$PM_{2.5}$、TSP（总悬浮颗粒物）、NO_x（氮氧化物）等成分，详见表 3-2。

表 3-2　环境空气质量污染物监测项目及一级标准浓度限值

污染物项目	基本项目						其他项目			
	SO_2	NO_2	CO	O_3	颗粒物 PM_{10}	颗粒物 $PM_{2.5}$	TSP	NO_x	铅	苯并[a]芘
年平均	20	40			40	15	80	50	0.5	0.001
24 h 平均	50	80	4		50	35	120	100		0.002 5
日最大 8 h 平均				100						
1 h 平均	150	200	10	160				250		
季平均									1	
单位	$\mu g/m^3$		mg/m^3				$\mu g/m^3$			

注：根据《环境空气质量标准》（GB 3095—2012）整理。

（2）评价方法

通常采用空气的污染综合指数法对旅游区环境空气资源进行评价，其数学表达式为：

$$P = \sum_{i=1}^{n} P_i \tag{3-1}$$

$$P_i = C_i / S_i \tag{3-2}$$

污染负荷公式：

$$F_i = P_i / P \tag{3-3}$$

式中：P —— 空气污染综合指数；

　　　P_i —— 污染物 i 的分指数；

　　　C_i —— i 项污染物的日（月）均浓度值、季或年日（月）均浓度值；

　　　S_i —— i 项污染物的标准浓度值。

根据空气综合污染指数分级标准，将空气分为五级，清洁（$P \leqslant 1.3$）、轻污染（$1.3 < P \leqslant 4$）、中度污染（$4 < P \leqslant 8$）、较重污染（$8 < P \leqslant 12$）、严重污染（$P > 12$）。

3.3.2　地表水质量

水是生命的源泉，也是重要的旅游资源。但在常规的旅游资源中，水仅是作为一种景观资源，而对于水的质量没有过多的要求。其实水还是重要的森林保健旅游资源，旅游区地表水的质量将直接或间接影响到土壤、植被、动物的健康，污染的水体还会传播疾病，影响居民和旅游者的身心健康。在森林旅游区，人们需要饮水、用水，还会与水亲密接触，如游泳、漂流、水上游乐，水的质量将直接影响旅游者的选择取向。在有些山区，山溪的水看起来清洁，但可能汞、镉等重金属含量超标。如华南某森林公园，由于山谷建设多个小水电，溪水都引去发电，溪水流动性少，枯枝落叶落入溪水中，腐败后在水中形成了致癌物质。随着旅游者环境意识的加强，地表水质量已逐渐成为衡量度假区和森林旅游区档次的指标之一。

（1）评价标准

根据水资源的用途不同，调查与评价标准也有差异，一般包括《生活饮用水卫生标准》（GB 5749—2006）、《地表水环境质量标准》（GB 3838—2002）等。在旅游开发中通常仅对地表水进行监测和评价，监测方法按《环境监测技术规范》执行，分析方法按原国家环保局《水和废水监测分析方法》（第四版）分析，评价标准采用《地表水环境质量标准》（GB 3838—2002）第Ⅰ类标准评价，标准中未列入的项目，采用相关标准进行补充评价（见表 3-3）。

表 3-3 地表水质评价标准值表　　　　　　　　单位：mg/L

监测项目	评价标准值	备注	监测项目	评价标准值	备注
pH	6～9		F^-	≤1.0	
COD_{Mn}	≤2		SO_4^{2-}	≤250	
BOD_5	≤3		Cl^-	≤250	
SS	≤150	推荐值	TCN^-	≤0.005	
ΣP	≤0.02	（湖、库 0.01）	挥发酚	≤0.002	
ΣN	≤0.2		S^{2-}	≤0.05	
Cr^{6+}	≤0.01		NO_3-N	≤10	
Hg	≤0.000 05		Fe	≤0.3	
阴离子表面活性剂	≤0.2		DO	≥7.5	
Cu	≤0.01		Mn	≤0.1	
Pb	≤0.01		NH_3-N	≤0.15	
Zn	≤0.05		非离子氨	≤0.02	
Cd	≤0.001		石油类	≤0.05	
As	≤0.05		水温		不参与评价

注：Ⅰ类水标准主要适用于源头水、国家自然保护区、森林旅游区、旅游度假区等。

（2）评价方法

依照评价标准值，对监测断面地表水的各个监测项目，采用均值型综合指数法对水体水质进行综合评价。其表达式为：

$$P = \frac{1}{n}\sum_{i=1}^{n} P_i \tag{3-4}$$

$$P_i = C_i / S_i \tag{3-5}$$

式中：P—— 断面（溪流）的综合指数；

  n —— 参加评价的污染物项数；

  P_i —— i 项污染物的分指数；

  C_i —— i 项污染物的平均浓度；

  S_i —— i 项污染物的评价标准浓度值。

pH 的 P_i 表达式是：$P_i = C_i - 7.5$（当 C_i 为 9.0～6.0 时，$P_i = 0$） （3-6）

DO 的 P_i 表达式是：$P_i =$（8.4－C_i）/3.4（当 $C_i > 8.4$ 时，$P_i = 0$） （3-7）

根据计算出的各项目 P_i 值，算出综合 P 值。

3.3.3 空气负离子浓度

空气负离子是大气中带负电荷的单个气体分子或离子团的总称。空气负离子具有杀菌、降尘、清洁空气的功效，被誉为"空气维生素和生长素"。空气负离子对生命必不可少，于人体健康十分有益，其浓度高低已成为评价一个地方空气清洁程度的指标。高浓度的空气负离子还广泛应用于保健康体和医学治疗等领域中。自然界的空气负离子是在紫外线、宇宙射线、放射性物质、雷电、风暴、瀑布、海浪冲击下产生的，它既不断产生，又不断地消失，保持一个动态平衡状态。但不同环境中空气负离子浓度差异较大，其中城市空气中的空气负离子浓度一般是 0～200 个/cm³，森林里一般 600～3 000 个/cm³，空旷地 200～600 个/cm³，瀑布附近一般高达 40 000～100 000 个/cm³。不同的下垫面空气负离子浓度不同，一般森林比草地高，草地比空旷地高，针叶林比阔叶林高。通常情况下，森林、海边、瀑布、溪流环境中的空气负离子浓度较高，具有旅游开发利用的价值。

（1）评价标准

随着人们对空气负离子的医疗保健功能认识的加深，空气负离子的评价成为主要研究内容。由于不同环境条件下的空气离子水平差异很大，因而评价标准也有差别。目前常用的评价方法是单极系数和安倍空气离子评议系数。

单极系数（q）：国际上一般认为，当 $q > 1$ 时，空气不清洁；当 $q \leqslant 1$ 时，空气清洁，人体感到舒适。

安倍空气离子评议系数（CI）：日本学者安倍通过对城市居民生活区空气离子的研究，提出空气中负离子数以 1 000 个/cm³ 为人体最基本需求标准，以单极系数和负离子数共同评价空气质量，建立了安倍空气离子评议系数（CI）模型，并根据 CI 值对空气清洁度进行评判，将空气由最清洁至临界值划分为五等（表 3-4）。

表 3-4　安倍空气质量评议系数

空气清洁程度	A 最清洁	B 清洁	C 中等	D 允许	E 临界值
空气离子评价系数（CI）	>1.00	1.00～0.70	0.69～0.50	0.49～0.30	<0.29

（2）评价方法

①单极系数（q）计算公式：

$$q = n^+/n^-　　　　　　　　　　　　　　(3\text{-}8)$$

式中：n^+——空气正离子数，个/cm³；

　　　n^-——空气负离子数，个/cm³。

②安倍空气离子评议系数（CI）计算公式：

$$CI = \frac{n^-}{1\ 000} \cdot \frac{1}{q}　　　　　　　　　(3\text{-}9)$$

式中：CI——安倍空气离子评议系数；

　　　n^-——空气负离子浓度，个/cm³；

　　　1 000——人体生物学效应最低负离子浓度，个/cm³。

3.3.4　植物精气含量

植物精气是指植物的组织或器官在自然状态下释放出的气态有机物。植物精气在国外又称芬多精（或植物杀菌素）。1930 年，前苏联彼得格勒大学教授托金博士（Б.П.Токин）发现森林植物散发出来的挥发性物质能杀死细菌、病毒，于是他将这种植物的挥发性物质命名为"pythoncidere"（芬多精），pythoncidere 由 python（植物）和 cidere（杀菌）组合成，其字面含义为"植物杀菌素"。这些挥发性有机物主要是萜烯类有机物，如单萜烯、倍半萜烯、双萜烯、三萜烯等。在 20 世纪 80 年代，日本对芬多精的保健作用进行了系统研究，证明萜类化合物的生理功效有麻痹、强壮、镇痛、驱虫、抗菌、抗癫痫、抗组胺、抗炎性、抗风湿、抗肿瘤、降血压、利尿、祛痰、芳香、杀虫、刺激性、生长激素、促胆汁分泌、植物刺激、止泻、镇静、维生素等作用。近年来我国科学家对植物器官所释放出来的挥发性有机物进行了大量研究，分析测定了 100 多种树木的叶、花、木材所放出的精气成分，其化学成分多达 440 种（吴楚材等，2005），其作用远远超出了杀虫、杀菌功能。大量的植物挥发出来的有机物有防病、治病、健身强体的功效。植物精气是森林保健和疗养旅游的重要资源，在规划设计时要系统调查合理利用，不足的要规划营造，使之成为一个理想的度假场所。

3.3.5 旅游舒适期

良好的气候能满足人们出游的基本生理需求，宜人的气候有利于人的健康，追求舒适宜人的气候是人们外出旅游的重要动机之一，气候资源是重要的旅游资源。大多数人对周围环境感到舒适的程度称舒适度。

（1）评价标准

Terjung 研究表明，人体的冷、热感觉主要取决于三个因子（空气温度、湿度和风速），并用舒适指数来表示舒适度。通过心理测试，大多数人对周围环境的感觉可以分为极冷、非常冷、很冷、冷、稍冷、凉、舒适、暖、热、闷热、极热 11 种类型（魏德保，1981）。在一年之内感到凉、舒适、暖的总天数为旅游舒适期。

（2）评价模型

一种方法是参照国内研究成果，采用下列计算公式（张莉娟，2012）对旅游舒适度进行评价：

$$H=T-0.4（T-10）（1-K） \tag{3-10}$$

$$B = (10\sqrt{V} + 10.5 - V)(3.3 - T) \tag{3-11}$$

式中：T——空气温度，℃；

　　　K——相对湿度；

　　　V——风速，m/s；

　　　H——有效温度，℃；

　　　B——风效（寒）指数。

另一种方法是根据某旅游区一年的逐日平均气温和逐日平均空气相对湿度，用舒适度列线图法可计算出该旅游区年舒适旅游期。表 3-5 为某旅游区旅游舒适期计算过程。

表 3-5　某旅游区某一年的舒适旅游期统计　　　　　　　单位：d

月份 舒适度	1	2	3	4	5	6	7	8	9	10	11	12	全年
稍冷	31	27	26	9	1.5					11.5	23.5	31	160.5
凉		1	4	5	3.5				5	10	0.5		29
舒适			1	15.5	22	10	2	5.5	17	8.5	6		89.5
暖				0.5	4	20	28	25	5	1			84.5
热								0.5	3				3.5
闷热							1						1

　　从表中计算数据可统计出符合舒适、凉和暖的天数之和即为旅游舒适期。由此可知该旅游区旅游舒适期为 200 d，即一年有 200 d 令人感觉舒适。且舒适时段集中在 4—10 月，特别是盛夏 6—8 月全月令人感觉舒适，是非常理想的避暑保健旅游区。

　　一般来说，旅游舒适期 165 d 以上的为一类地区，151～165 d 为二类地区，135～150 d 为三类地区。根据吴章文（2003）的研究，在我国南方典型的森林度假旅游区，旅游舒适期都较高（159～193 d）（见表 3-6），而在城市居住环境中，由于空调、机动车、工厂散发出大量的热量，造成空气干燥、热辐射等，形成"热岛效应"，使得城市舒适期短。舒适的气候成为度假旅游地的必要条件。

表 3-6　生态旅游区内外的舒适旅游期　　　　　　　　　单位：d

地　点	冷	稍冷	凉	舒适	暖	闷热	舒适旅游期
阳明山	30	139	36	96	61	4	193
双牌县城	9	135	25	81	34	82	140
永州市区	10	135	28	74	35	84	137
南岳衡山	55	156	39	85	31	0	155
长沙市区	11	143	24	66	43	79	133
张家界	10	185	28	77	54	11	159
桃源洞村	8	160	38	68	90	2	203
大院	22	178	44	114	8		166
炎陵县城	10	127	37	72	34	86	143
株洲市	12	140	26	71	46	71	143
大桂山	0	108	35	71	63	88	169
三爪仑	2.4	164.6	25.6	57.4	59.9	55.4	142.9
洪屏村	7.3	193.0	24.6	79.4	59.4	1.6	163.4
骆家坪	7.3	191.0	25.0	73.3	55.6	12.8	153.9
靖安县城	0.3	159.4	28.0	51.5	51.2	74.9	130.7

资料来源：吴章文. 森林旅游区环境资源评价研究[M]. 北京：中国环境科学出版社，2003：157.

3.3.6 空气细菌含量

空气没有细菌生活所需要的基本条件，所以它不是细菌生长繁殖的场所。空气中的细菌主要来源于飞扬起来的土壤中细菌、人和动物呼吸道排出的细菌。细菌附着在尘埃或液体飞沫上，凭借风力随着空气的流动，可达 3 000 km 远，可飞 20 000 m 高。空气是细菌旅行的主要场所。由于空气中绝大多数细菌对人体健康有害，空气细菌含量多少成为评价空气质量的指标。空气中单位体积（每立方米）中微生物（主要指细菌）数量的多少，是衡量一个地方空气质量好坏的重要指标之一。空气中细菌数量多，则说明该地方的空气质量差。清洁的空气是度假旅游和保健旅游的重要资源，合理利用空气细菌含量少的区域建设度假村，将有利于游客的身心健康，为建设舒适的旅游景区打下基础。

（1）评价标准

在旅游区评价空气细菌含量时，采用国家卫生标准。根据国家卫生标准，空气中细菌含量限值为 3 700 个/m³。空气中细菌含量超过国家限值则不适合建设旅游度假区和接待设施。

中国科学院生态研究中心对大气微生物污染级别的划分提出了评价标准（表 3-7）。

表 3-7　大气微生物污染评价标准　　　　　　　单位：个/m³

级别	程度	大气微生物（总数）	大气细菌	大气霉菌	耐高渗透压霉菌
I	清洁	<3 000	<1 000	<500	<300
II	较清洁	3 001～5 000	1 001～2 500	501～750	301～500
III	轻微污染	5 001～10 000	2 501～5 000	751～1 000	501～1 000
IV	污染	10 001～15 000	5 001～10 000	1 001～2 500	1 001～2 000
V	中污染	15 001～30 000	10 001～20 000	2 501～6 000	2 001～5 000
VI	严重污染	30 001～60 000	20 001～45 000	6 001～15 000	5 001～15 000
VII	极严重污染	>60 001	>45 001	>15 001	>15 001

在旅游区的空气细菌含量等级评价时可参照此标准进行更细的评价。将空气中细菌含量小于 2 500 个/m³ 的旅游区评定为清洁旅游区；而大于 2 500 个/m³ 则为不清洁旅游区，应采取相应的措施进行整治，监督旅游区的开发建设达到健康、持续的要求。

（2）测量与评价方法

按要求选取监测样点，保健旅游区通常设置 3～5 个样点，再选取附近城镇 1～

2 个样点进行对照。取样时间为上午 7:40、中午 12:30、下午 17:00，所有取样点同步进行，前后不超过 15 min。取样时详细记录取样点的环境，以备查验。取样步骤如下：在直径 9 cm 的灭菌培养皿中，用无菌操作法倒 20 mL 左右的综合培养基，每个取样点 10 皿，放在 1 个同样用高温干热灭菌的金属筒内，盖好盖。取样时，小心拿出培养皿，放在 1 张约 50 cm 高的方凳上，早、中、晚三次，每次取 3 皿，摆好，打开培养皿盖 5 min（精确计时）。1 皿不打开，作对照，取样后的培养皿全部反扣过来。取样后对样本进行培养：将取了样的培养皿和对照的培养皿连筒一起放在 30℃恒温箱中培养 3 d，培养 36 h 后检查细菌菌落数，培养48～60 h 后检查霉菌菌落数，培养 72 h 后检查放线菌菌落数。培养后要进行染色观察：染色一般采用细菌的简单染色法。通过染色以确定菌落中细菌和酵母菌的菌数及相关的比例。

计算方法：①记录各取样点每天 3 次（分早、中、晚）、每次 3 皿和对照皿中各类微生物的菌落数。

②计算出各取样点早、中、晚各 3 个培养皿中各类菌的菌落平均数和对照培养皿中的菌落数（细菌菌落和酵母菌落很相似，暂归纳在一起，待以后镜检再分开计算）。

③涂片镜检：将初定的各测点的"细菌、酵母"菌落涂片染色，1 600×镜检（菌落数差太多，可按一定比例抽检），确定细菌和酵母菌数，计算出各自所占的百分率，再进一步求出各测点的实际细菌数和酵母菌数。在染色镜片中，确定细菌中的杆菌数、芽孢杆菌数、球菌数和其他形态的细菌数及其所占的比例。

④按 1991 年 12 月颁布的中华人民共和国国家标准确定的公共场所每立方米空气中微生物数量的计算公式，求出每立方米空气中的各类微生物数。计算公式为：

$$菌数= 50\,000N/\,(A{\times}T) \tag{3-12}$$

式中：A——培养皿的面积，cm^2；

T——打开培养皿皿盖的时间，min；

N——培养皿中菌落平均数，个。

通常培养皿的直径为 9 cm，打开培养皿盖的时间为 5 min，则公式可简化为：

$$菌数=157{\times}N \tag{3-13}$$

度假旅游地一般远离城市，空气中细菌含量少，加上森林放出的植物精气有杀菌能力；森林中空气负离子浓度较高，空气负离子能杀菌，所以在郊野的森林中空气细菌含量少，对人体健康有益。而在城市中或人群集中区域，空气细菌含量较高，不利于人体健康。研究表明，瀑布周围的空气中细菌含量最少（表 3-8），森林空气中细菌含量为 0～320 个/m³，极个别森林会达到 500 个/m³；而城市空气中细菌的含量一般为 2 700～28 600 个/m³，大部分城市为 16 000～28 600 个/m³（表 3-9）。

表 3-8　瀑布周围空气细菌含量测定结果　　　　单位：个/m³

取样地点	细菌	放线菌	酵母菌	霉菌	总菌数	对照	空气负离子/（个/cm³）
湖南大熊山田池坪瀑布	31	16	0	366	413	0	32 020
湖南大熊山田家垣瀑布	63	31	20	764	878	0	13 600
湖南大熊山樊家洞瀑布	114	16	80	696	890	0	48 600
广东南昆山川龙瀑布	52	16	1 031	0	1 099	0	23 500
广东鼎湖山飞水潭瀑布	0	0	0	1 118	1 118	0	105 600
湖南桃源洞珠帘瀑布	0	0	0	—	0	0	65 300
江西三爪仑狮子口瀑布	0	0	0	—	0	0	69 140

资料来源：吴楚材，吴章文. 森林生态环境与森林旅游产品开发：理论与实践. 北京：中国旅游出版社，2007.

表 3-9　城市样点空气细菌含量测定结果　　　　单位：个/m³

取样地点	细菌	放线菌	酵母菌	霉菌	总菌数	对照	测点的环境状况
广东惠州市中心	3 072	37	591	576	576	0	南坛广场
湖南资兴市鲤鱼江镇城区	4 558	37	743	665	6 003		镇中心
湖南张家界市南庄坪	5 364	16	816	1 638	7 834	0	广场
广东东莞汽车站	6 098	0	539	387	4 024	—	广场
湖南祁阳县城汽车站	6 667	16	764	305	7 752	0	广场
湖南永州冷水滩火车站	7 986	0	1 953	835	10 774	0	广场
湖南衡阳火车站	8 911	85	2 072	1 742	12 810	0	广场
广东广州中山大道	12 713	102	2 802	508	16 125	0	人行道
湖南长沙火车站	16 240	105	1 165	901	18 411	0	广场
湖南株洲市钟鼓岭市场	17 019	0	1 664	230	18 913	0	市场内
广东广州火车站	28 696	276	5 847	7 358	42 177	0	广场

资料来源：吴楚材，吴章文. 森林生态环境与森林旅游产品开发：理论与实践. 北京：中国旅游出版社，2007.

3.3.7 环境天然外照射贯穿辐射剂量水平

在自然条件下，大气和水体中都含有极微量的放射性物质，辐射剂量很低。但随着原子能工业的发展及其在医学、军事、科研、民用等各项领域的广泛应用，大气和水体中的放射性物质不断增加，使环境的放射性水平高于天然本底值或超过规定标准，构成放射性污染。

环境放射性的辐射源可分为天然辐射源和人工辐射源（如核试验、医学照射等）两大类。在天然辐射中，经统计表明：有 1/4 来自宇宙射线；1/2 左右来自地球辐射；另有 1/4 来自体内的放射性；在地球辐射中，来自宇宙射线以及地面上天然放射核素发射的γ射线和β射线对人体的照射称为外照射，约占 80%，另有 20%由食物链或吸入转移到人体并沉积于人体组织内所发生的辐射称为内照射。

含有放射性的大气、水、碳渣和尘埃会产生电离辐射。当α射线、β射线、γ射线与生物机体细胞、组织等相互作用时，常引起物质的原子、分子电离，从而破坏机体内某些大分子结构。放射性进入人体主要有三种途径：呼吸道进入、消化道食入、皮肤或黏膜侵入（图 3-1）。放射性污染物进入人体之后，往往沉积在人的内脏组织器官，如肺、胃肠、肾脏、肝脏以及骨骼中，产生"内照射剂量"。

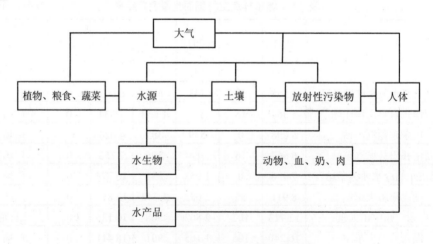

图 3-1 放射性辐射对人体的危害途径

（1）评价标准

通过计算天然辐射和宇宙射线所致人均年有效剂量当量来判断旅游区的天然辐射剂量是否在安全范围内。对比标准参照《电离辐射防护与辐射源安全基本标准》（GB 18871—2002）中对个人剂量的限制值。即公众成员的年有效剂量当量以 1 000 μSv（微希）为限值标准，某些年份里以每年 5 000 μSv 为限值标准。

通过查清旅游区、居住区域环境放射性水平的天然本底值，为旅游规划决策提供科学依据，为建设健康、生态的旅游区筛选有利的环境，同时把最佳的生态环境推荐给游客。

（2）评价方法

在自然条件下，环境中（如大气、水体）都有极微量的放射性物质，辐射剂量低，在一般情况下，并不会影响人体健康。但是当放射性污染物种类或数量多时，会出现头晕、头痛、呕吐、毛发脱落、厌食、失眠、白细胞和血小板减少等现象，严重时可能发生肿瘤、白血病或遗传障碍，甚至造成死亡。超标的天然辐射剂量水平对森林度假旅游区的建设是致命的，将直接威胁游客和接待人员的身心健康。例如，一些花岗岩山区局部地区严重超标，不能作为开发的重点，更不能在超标的区域建设旅游度假区。在我国岭南，一些花岗岩山区有部分旅游区环境天然外照射贯穿辐射剂量水平超标，有些测点超过极限值一倍以上，这些超标的区段绝不能建设旅游住宿设施和度假村。通过测定天然辐射剂量水平，可以合理地避免在超标地段建设接待区的风险。因此，在旅游度假村和接待区选址时，必须进行环境天然外照射贯穿辐射剂量水平测定，并应该作为旅游区环境评价的一个强制监测指标。

由于α射线、β射线辐射距离短，对人体危害可忽略不计，γ射线穿透能力强，对人体危害大。因此，旅游区在调查天然辐射剂量水平时通常只分析γ射线。

3.3.8 宁静优雅的环境

城市中车辆不断增多，城市建设永不停止，工厂的生产没日没夜，各种噪声对人们健康的危害、对通讯的干扰日益严重，已被认为是一种环境公害。由于噪声引起的听觉损伤、心率加快、血压升高、月经不调、性功能减退等疾病统称为噪声病。城市里的人在快速、忙碌之后，需要宁静优雅的环境休息、调整身心，因而宁静的环境便成为城市人假日追求的奢侈品。在生态旅游区和森林度假旅游区，应该充分考虑游客的这种需求，调查接待区的噪声情况，避免造成错误建设。一般旅游区噪声标准参照执行《声环境质量标准》（GB 3096—2008），森林度假区和保健疗养区必须达到 0 级标准，娱乐区必须达到 1 级标准。

（1）评价标准

根据环境保护部和国家质监总局 2008 年发布的《声环境质量标准》（GB 3096—2008），执行环境噪声限值标准，见表 3-10。

表 3-10　环境噪声限值标准　　　　　　　单位：dB（A）

类别		昼间	夜间	声环境功能区
0 类		50	40	康复疗养区等特别需要安静的区域
1 类		55	45	以居民住宅、医疗卫生、文化教育、科研设计、行政办公为主要功能，需要保持安静的区域
2 类		60	50	以商业金融、集市贸易为主要功能，或者居住、商业、工业混杂，需要维护住宅安静的区域
3 类		65	55	以工业生产、仓储物流为主要功能，需要防止工业噪声对周围环境产生严重影响的区域
4 类	4 a 类	70	55	高速公路、一级公路、二级公路、城市快速路、城市主干路、城市次干路、城市轨道交通（地面段）、内河航道两侧区域
	4 b 类	70	60	铁路干线两侧区域

（2）评价方法

根据实际需要布局测点，测点以方格布点为主，线路按等距离布点，特殊地段人为设点，测量期间选择晴天或多云气候下进行监测，监测仪器通常采用智能声级计（型号包括 SH126），每年均定点校核，符合计量要求，并在测定前后分别进行校准。监测时间通常持续 3 d，监测方法按《环境监测技术规范》的有关规定执行。昼间、夜间分别各测 1 次，昼间 8:00—17:30，夜间 22:00—次日 5:00，每个测点测量 10 min 的等效声级，当测量过程中声级涨落大于 10 dB 时，作 20 min 测量。

3.3.9　森林小气候

绿是生命之源，绿色是"舒适之光"、眼健康的保护神。红色的光能杀死视神经细胞，眼睛见到红色和黄色的光，瞳孔就缩小，缩到不能再小的程度，达到保护的目的。见到红色和黄色光的时间长，会产生眼花、心躁；见到绿色的光，视神经感到安全舒适，瞳孔会放大到不能再大的程度。人们的感觉特别舒服，心旷神怡。

森林植物以绿色和青色为主，自然界的各种物体有不同的色彩，不同的色彩对光的反射率不同，反射率在 60% 以上的色彩容易使人产生刺眼的感觉，而绿色的反射率为 47%，青色对光的反射率为 36%，都比较适中，对人体神经系统、大脑皮层和视网膜组织的刺激比较柔和，使人的眼睛不容易疲劳，保护了人的视觉神经系统。

在森林里由于地形遮蔽和森林覆盖，林内与林外相比，日照时数减少 30%～70%，光照强度减弱 31%～92%，太阳总辐射通量密度减小 23% 以上。地形越闭塞、林冠郁闭度越大，其减弱程度越大。例如张家界国家森林公园的金鞭溪景区的年可照时数为 4 425 h，而实照时数仅 809.8 h，日照百分率仅 18%。该景区 5 月上旬正午的太阳直接辐射通量为 473.5 J/（cm^2·min），日总量仅 0.23×10^{10}J/（m^2·d），比外界小 23%。森林内具有日照少、日射弱的小气候特征。这种独特的小气候环境具有的造景功能孕育了森林里深邃神秘朦胧的幽境。森林里气温低，日较差小，与外界邻近的空旷地比较，夏季林冠下白天气温低，日变化缓和，树冠像一把撑开的大伞阻挡了太阳直接辐射，降低了气温，郁蔽度高、通风良好的林冠可使白天的最低温度降低 8.0～14.0℃。大多数森林分布在山地，夜间贴地层的大气有明显的逆温现象。例如，流溪河国家森林公园傍晚 17 时—次日凌晨 6 时之间，均存在辐射逆温，逆温强度 0.1～1.69℃/m（吴章文等，1996）。这种局部环境的低层大气逆温结构，使空气静稳，延长了植物精气在林内的停留时间，增强了森林的卫生保健功能，提高了森林环境质量，有益于人体身心健康。

森林小气候的另一显著特点是空气相对湿度大，云雾水汽多。一般森林内晴天的空气相对湿度可达 80%～93%，空气湿润、清洁，使人感觉舒爽。森林里由于地形起伏，林木阻挡，风速减小，多静风，静风频率比林外多 21%～30%，风速比林外减小 0.2～2.3 m/s。

一年中令人感觉舒适的时间称为舒适期，用日平均气温和日平均空气相对湿度的综合值表示。夏季长，暑热天多，酷热难熬，而亚热带森林环境里的气候舒适期一般长达 155～196 d，比同纬度的城镇长 26～34 d（吴章文等，1996）。

在日平均气温令人感觉舒适的季节里，不一定昼夜 24 h 都使人舒适。一昼夜里令人感觉舒适的温度持续时间称为舒适有效温度，而亚热带山区的森林里几乎昼夜 24 h 令人感觉舒适，舒适有效温度持续时间比邻近的城镇要长 8～12 h，甚至要长 24 h。舒适宜人的森林是人们休闲度假、康体保健的理想去处。

3.4 森林保健旅游资源开发案例

3.4.1 鼎湖山概况

鼎湖山位于广东省肇庆市，为岭南四大名山之首，距肇庆城区东北 18 km，地理位置为东经 112°30′39″—112°33′41″、北纬 23°09′21″—23°11′30″，这里峰峦叠翠，古木参天，飞瀑流泉，鸟语花香，在北回归沙漠带上有这么一个生意盎然、碧绿青翠的世界实为奇观，弥足珍贵。因其森林生态系统完整而独特，被中外学者誉为"北回归线上的绿宝石"。1956 年，鼎湖山成为我国第一个自然保护区。1979 年又成为我国第一批加入联合国教科文组织"人与生物圈"计划的保护区，建立了"人与生物圈"研究中心，成为国际性的学术交流和研究基地。

鼎湖山面积 1 133 hm^2，年平均温度 20.9℃，年均降雨量为 1 956 mm，年相对湿度为 81.5%。最高处的鸡笼山顶高 1 000.3 m，从山麓到山顶依次分布着沟谷雨林、常绿阔叶林、亚热带季风常绿阔叶林等森林类型。而保存较好的南亚热带森林典型的地带性常绿阔叶林是有 400 多年历史的原始森林。鼎湖山因其特殊的研究价值闻名海内外，被誉为华南生物种类的"基因储存库"和"活的自然博物馆"。

鼎湖山分布有野生高等植物 1 843 种，栽培植物 534 种，其中珍稀濒危的国家重点保护植物 23 种；以鼎湖山命名的植物有 30 种。鼎湖山多样的生态和丰富的植物为动物提供了充足的食源和良好的栖息环境。因此这里的动物种类和数量也很多，有鸟类 178 种，兽类 38 种，其中国家保护动物 15 种。

鼎湖山自唐代以来就是著名的佛教圣地和旅游胜地。公元 676 年，惠能高僧的弟子智常禅师在鼎湖山西南之顶老鼎建白云寺，此后，高僧云集这里，环山建起三十六招提，前来朝拜、游览的香客、游人越来越多。明崇祯年间，即公元 1633 年，和尚在莲花峰建起莲花庵，第二年又迎来高僧栖壑和尚入山奉为主持，重建山门，改莲花庵为庆云寺，到了清代，庆云寺规模越来越大，成为岭南四大名刹之首。鼎湖山因为覆盖着茂密的森林而蕴藏着丰富的泉水，从而造就了千姿百态的流泉飞瀑。幽深的自然景观，东西两溪流形成两大景区——天溪景区、老鼎景区，后又开发出新鼎景区。

鼎湖山与七星岩一起于 1982 年组成星湖风景名胜区，成为国家首批 44 个重点风景名胜区之一，于 1998 年 7 月又被评为国家文明风景名胜区示范点。

3.4.2 鼎湖山空气负离子资源调查评价

（1）鼎湖山空气离子水平测定

为了开发鼎湖山空气负离子旅游资源，1998 年 10 月 8—12 日采用 DLY-3F 型森林大气离子测量仪对保护区各小区内空气负离子浓度进行了测定，结果统计见表 3-11。

表 3-11 鼎湖山空气负离子浓度测定结果统计表（1998 年）　　　单位：个/cm³

编号	天气	地点	测量位置	正离子		负离子		q	CI
				均值	最大值	均值	最大值		
01	阴		后山停车场	200	220	400	420	0.500	0.80
02	阴		后山天然林中	195	200	994	1 010	0.200	5.07
03	阴		放生池跌水处	283	300	5 053	5 500	0.056	90.22
04	阴		茶花阁围栏外	253	260	4 950	5 200	0.051	96.85
05	阴	庆云寺	斋堂室内	467	490	365	380	1.280	0.29
06	阴		大雄宝殿天井	179	210	253	290	0.707	0.36
07	阴		大雄宝殿广场	380	400	370	400	1.027	0.36
08	阴		花园	241	250	583	600	0.413	1.41
09	阴		姻缘树右	653	670	813	830	0.803	1.01
10	阴		幽处石刻前 3 m	498	520	858	870	0.580	1.58
11	阴		左侧 20 m	205	220	9 446	9 460	0.022	435.3
12	晴		右侧 10 m	110	140	15 510	19 100	0.007	2 187
13	晴		右侧 3 m	115	140	98 100	105 600	0.006	87 487
14	晴	飞水潭	右侧 10 m，中水	110	510	62 000	66 000	0.008	7 925
15	晴		正前方堤上大水	948	1060	15 330	18 000	0.062	247.9
16	晴		右侧 10 m，大水	950	1100	72 660	77 000	0.013	5557
17	晴		正前方堤上	110	150	8 650	8 900	0.013	680
18	晴		瀑布右侧 3 m	213	220	72 830	76 000	0.003	24 902
19	阴		堤下瀑布侧 3 m	245	260	13 330	14 000	0.018	725
20	晴		右侧溪边大水	491	510	3 380	3 670	0.145	23.2
21	晴	共渡爱河	瀑布右侧 2 m	450	520	81 300	90 000	0.006	14 688
22	晴		下 100 m 溪中	500	550	81 530	92 000	0.006	13 294
23	晴		下游林中小道	275	320	953	1 120	0.289	3.30
24	晴		寒翠桥桥上	240	230	1 535	1 770	0.156	9.82
25	晴		寒翠桥下溪中	210	290	6 462	8 390	0.032	198.8
26	晴		游泳池入口	317	450	2 477	2 710	0.128	19.4
27	晴		游泳池步道上	352	370	740	1 080	0.476	1.60
28	晴		别墅门口小坪	272	290	598	960	0.455	1.30
29	晴	避暑山庄	别墅客厅内	430	430	600	800	0.717	0.84
30	晴		香界桥桥上	217	230	453	780	0.479	0.95
31	晴		珍奇植物园中	253	290	3 083	3 500	0.082	37.57
32	雨		半山亭内	655	660	765	770	0.856	0.89
33	阴		香界桥下溪中	210	220	8 450	10 000	0.025	340
34	阴		香界桥下小道	280	290	2 463	2 650	0.114	21.67
35	晴		山庄 205 室	455	500	1 100	1 150	0.414	2.66

编号	天气	地点	测量位置	正离子		负离子		q	CI
				均值	最大值	均值	最大值		
36	晴	水帘洞天	马尾松荷木林	340	410	3 750	3 900	0.091	41.4
37	晴		瀑布前方 45 m	273	300	8 820	8 850	0.031	284.9
38	晴		右侧 10 m	270	310	21 400	35 400	0.013	16.96
39	晴		后方瀑布内侧	273	320	75 300	80 000	0.004	20 769
40	晴		左侧 14 m	273	450	42 000	49 000	0.010	4 302
41	雨	新鼎区	核心区天然林	230	310	3 630	3 900	0.063	57.3
42	雨		天湖马尾松林	660	700	898	1 010	0.735	1.22
43	晴		鼎湖中心船上	185	230	1 310	1 350	0.254	9.28
44	晴		探险路口入口	499	530	785	1 250	0.141	1.24
45	晴		天然阔叶林中	408	420	1 720	1 830	0.636	7.25
46	晴		瀑布高 40 m 侧	408	430	38 300	49 000	0.237	3 577

注: q 为单极系数, q=正离子数/负离子数; CI 为空气评价指数, CI=负离子数/1 000 q。

（2）测定结果分析

分析鼎湖山 46 个测点的空气离子单极系数 q 值（q=正离子数/负离子数），结果有 44 个测点小于 1，仅在庆云寺大雄宝殿广场和斋堂室内两个测点 q 值大于 1，这是因为这里香火旺盛，游客和香客焚香产生大量的烟雾和灰尘，降低了空气负离子的水平。测定结果说明鼎湖山空气清洁，旅游舒适度高，适合于进行生态旅游活动。

分析计算 46 个测点的 CI 值（CI=负离子数/1 000 q），有 39 个测点的 CI 值（空气清洁度指标）大于 1，有 4 个测点的 CI 值为 1.0～0.7，有 3 个测点的 CI 值小于 0.5。结果显示，鼎湖山自然环境中测点的 CI 值均大于 1，而 CI 值小于 0.5 的 3 个测点位于庆云寺的广场、天井和斋堂。根据日本国家空气清洁度评价指标标准（表 3-4），39 个测点空气达到最清洁（CI＞1.00），4 个测点达到清洁（0.70＜CI≤1.00），只有庆云寺的 3 个测点在允许（0.30＜CI≤0.49）和临界值（CI≤0.29）范围，说明鼎湖山的空气非常清洁。

（3）旅游开发建议

现代社会，环境破坏日益严重，人们的工作压力不断增强，"忙人病"、"文明病"、"空调综合征"等给城市居民的生产生活带来了诸多不利，而这些症状都与空气负离子的含量较低直接相关。国内外大量的研究表明，空气负离子对人体有益，而正离子却对人体健康不利。当环境中空气负离子浓度大于 700 个/cm³ 时，对人体健康有益；而负离子达到 10 000 个/cm³ 时能够治疗疾病。森林中特殊的环境形成了高浓度的空气负离子，特别是林中瀑布更是产生空气负离子的最佳场所，因而到森林中去进行生态旅游，呼吸高浓度的空气负离子是今后旅游发展的必然趋势。鼎湖山具有良好的森林生态环境，瀑布、跌水众多，形成了众多高负离子浓度小区，可充分利用这一优势资源，建设负离子浴场，开发生态保健旅游产品，吸引珠三角城市群的居民前来休闲、度假、保健、疗养，使空气负离子旅游产品成为鼎湖山最大的卖点和吸引力之一。

3.4.3　飞水潭负离子浴场规划内容

飞水潭位于鼎湖山内从寒翠桥到飞水潭瀑布的狭长山谷。谷底地势平缓，一边是登山石道，一边是天溪河道。河床上乱石嶙峋，岩石古木横卧其间，野趣盎然。天溪水清澈见底，流速时缓时急，其间许多跌水，形成大大小小多个跌水景观。尽头的飞水潭瀑布高约 40 m，宽约 5 m，从近垂直的悬崖峭壁上倾泻而下，气势非凡。瀑布下有一清潭，水深 2～3 m，面积达 1 000 m²，潭边有两块较平坦的开阔地，可供建设之用。瀑布两旁古木参天，苍翠满目。右边山腰上建有一个小亭，名叫"观瀑亭"，是游人观瀑、休憩的最佳场所。

利用飞水潭小区、共渡爱河小区和香界桥周围的高浓度空气负离子进行负离子浴场的设计。飞水潭瀑布周围空气负离子浓度为整个区中最高，达 105 600 个/cm³，大部分测点都高于 10 000 个/cm³，是疗养医院的最佳选址，可依地形建成祛病疗养小区。瀑布边有几块较平坦的空地，在上面设计石质桌凳，并提供茶水，游客可以一边喝茶、下棋，一边沐浴空气负离子。沿溪而下为共渡爱河小区，由于跌水较多，空气负离子浓度较高，宜建立保健康体小区。可以在共渡爱河小区两侧的较平坦地设计必要的休憩设施，如各式桌椅、石凳等，在空气负离子浓度较高的沐浴点平整为开阔地，供游客呼吸空气负离子。利用香界桥周围的空地建成清心净肺游憩小区，其间设吊床、躺椅、桌凳等，供游人沐浴负离子时使用。在山坡上利用茂密的森林建立森林小屋，根据需要分别建木屋、竹屋 10 栋，供游客进行疗养和祛病之用。

3.4.4　空气负离子资源开发效果

在 1998 年 10 月对鼎湖山的生态旅游资源进行了调查研究（调查测试的项目包括空气负离子水平、植物精气、空气细菌含量三项）之后，通过详细的市场分析，策划并开发出了"品氧谷"、"负离子生态旅游线"等保健旅游产品，对保健旅游者产生了巨大的吸引力。1999 年，鼎湖山当年在门票价格提高 33%后（由 30元提高到 40 元）游客数量仍然比 1998 年增加了 50%，门票收入同比净增 1 200万元，并打造了"品氧谷"、"空气负离子"等保健旅游品牌，鼎湖山成了粤港澳地区居民"洗肺"健身旅游目的地，成为全国生态保健旅游资源深度开发的示范区，如今鼎湖山已成为年接待游客 80 万人次的养生度假区。同时，由于空气负离子的研究和应用，之后在全国掀起一股"负离子"热潮，随后各大商家将"负离子"作为一种时尚的商机，纷纷推出了负离子空调、负离子冰箱、负离子氧吧、负离子材料等。

森林保健旅游需求研究

4.1 旅游动机概述

4.1.1 旅游动机定义

伍德沃斯率先将动机引入心理学，他认为动机是决定行为的内在动力。霍斯顿（1990）认为动机是"引起个体活动，维持已引起的活动，促使活动朝向某一目标进行的内在作用"。心理学认为，动机是产生行为的直接原因，内部驱力和外部诱因都可以激发动机。

学者们对旅游动机做了不同的定义，但都认为旅游动机是旅游行为的内在动力。张宏梅等（2004）学者认为："旅游动机是推动人进行旅游活动的内部动力，具有激活、指向、维持和调整的功能，能启动旅游活动并使之朝着目标前进"。高金城（2009）认为："旅游动机是指直接引发、维持个体旅游行为，并将行为导向旅游目标的心理动力。旅游动机的产生是研究旅游者心理的起点。"谢彦君（2004）认为："旅游动机是由旅游需要所催发、受社会观念和规范准则所影响、直接规定旅游行为的内在动力源泉"，并提出了旅游发生的心理模式（图 4-1）。

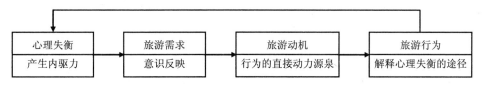

心理失衡	旅游需求	旅游动机	旅游行为
产生内驱力	意识反映	行为的直接动力源泉	解释心理失衡的途径

图 4-1 旅游发生的心理模式

4.1.2 旅游动机类型

国内外学者对旅游动机的类型进行了广泛研究。罗伯特·麦金托什把旅游动机分为四大类，即身体健康的动机、文化动机、交际动机、地位和声望的动机；田中喜一也把旅游动机分为心情的动机、身体的动机、精神的动机和经济的动机等。利奥得将旅游动机分为健康、好奇心、运动、娱乐、宗教、公务商务、探亲访友及寻根、自我显耀 8 种动机。学者们大多采用实证调查的方法对旅游动机进行分类，加拿大政府旅游局（CGTB）对来加拿大旅游的旅游者进行旅游动机调查，得出包括探亲访友、观赏风景等十多项旅游动机（谢彦君，2004）；吴必虎等（1999）以上海市民为调查对象，通过因子分析得出身心健康动机、怀旧动机、文化动机、交际动机、求美动机和从众动机 6 类动机因子等。也有学者研究特定旅游类型的旅游动机，如陈楠等（2010）比较了大众旅游者与生态旅游者动机的区别，研究发现两类旅游者在休息及回避、活动、归属、挑战、成就与地位、追求自然美等动机上都存在显著差异；余勇（2008）研究发现"观赏自然风光"、"远离尘器、接近自然"、"丰富阅历，增加成就感"、"增长知识，开阔视野"是森林公园游客的旅游动机。李晓婧（2007）通过城郊森林公园游客调查，发现其旅游的动机主要是观赏自然景观，恢复体力、增进健康；释放压力、愉悦精神，增进与家人、朋友之间的感情和消磨闲暇时间。陆林（1997）得到山岳旅游者的旅游动机为游览祖国名山、观赏奇异自然风光、回归大自然等。

从国内外研究成果看，追求健康、愉悦、释放压力等动机已逐渐成为旅游者出游的主要动机，特别是城市居民逃离环境恶化的居住空间的内在要求，回归自然、重返森林、重获身心自由、追求健康长寿是人们真实的需求。

4.2 旅游动机理论

4.2.1 旅游动机理论概述

动机理论研究动机如何被激发并导致相应的行为，目前心理学家提出了几大动机理论：驱力理论、唤醒理论、诱因理论、期望价值理论、归因理论和成就目标理论。其中应用到旅游研究领域较多的是驱力理论（Cees，2000）、期望价值理论（Juergen，1997）和唤醒理论（Lohn et al.，1997）。

驱力理论认为需要产生驱力，强调个体的活动来自内在的动力。期待价值理论认为对达到目标的期待决定着行为，行为由对未来回报的信念所激发。张宏梅等（2005）总结了这两大理论的不同：①驱力理论是后向的，具有情感性；期待价值理论是前向和期待的，具有认知性。②驱力理论行为具有非选择性，期待价值理论行为具有选择性。③驱力理论假设驱力减少意味着行为取得了积极的效果；期待价值理论在这点上观点非常不明确。

Tolman（1932）将驱力理论和期望价值理论结合起来，认为动机可分为内在的以驱力为基础的情感（推的因素）和外在的认知（拉的因素）。Dann 将 Tolman 的观点应用到旅游领域，产生旅游动机的推-拉理论（Push-pull Theory），这一理论从旅游者内心的驱动力和旅游目的地的吸引力两方面解释了旅游者旅游动机的产生。

4.2.2 推拉理论在旅游动机中的应用

推-拉理论（Push-pull Theory）的思想最早体现在 19 世纪 80 年代英国学者 E. G. Ravenstein（1885；1889）《人口迁移规律》一书中关于人口流动、移民现象的研究中。20 世纪 50 年代末，D. J. Bogue 在进一步解释人口流动的原因时提出了系统的人口转移推拉理论，他认为人口转移是不同方向的推力和拉力相互作用的结果（邹新树，2005）。自推拉理论提出后，学者们将其应用到社会生活的多个领域，如农民参保问题（王瑞杰，2010）、社会就业问题（肖云等，2007）等。

Dann（1977）将推-拉理论应用到旅游研究领域，认为推-拉理论是能够有效解释旅游者流动的机制。在旅游流推-拉理论中，推的因素是指由于内心不平衡或紧张引起的需求，它是影响人们外出旅游的一种特殊力量，如逃离日常环境、进行社会交往等；推的因素是内在的，只要能使内部的不平衡或紧张得到缓解的所有刺激都是行为指向的对象，因而行为具有非选择性。拉的因素与目的地自身属性及特征吸引物相联系，即影响人们选择哪个特定目的地，如独特的自然景观、历史悠久的名胜古迹等。拉的因素是外在的，不同的景点有着不同的特色，因此具有一定的选择性。Crompton（1979）最早将休闲游客的出游动力归纳为推因素（社会心理动机）和拉因素（文化动机）两大类。之后，推-拉理论被广泛用来分析游客的出游动力。滕霞等（2007）总结了推拉理论在旅游动机中的应用，概括了推拉理论应用于旅游动机的特征的分析、旅游动机的分类和旅游动机的激发，并指出依据推-拉理论分类，旅游动机分为内在需求——心理类旅游动机（即"推力"）和外在刺激——目标类旅游动机（即"拉力"）。Dann（1981）指出，潜在旅游者在决定去哪里旅游时，也会考虑与相应推力因素相对应的各种拉力因素，内在推力解释人们是否出游，而外在拉力则解释去哪里旅游的问题。Goossens（2000）认为内在动因可用来解释个体外出旅游的愿望，而外在诱因则可用来分析个体对旅游目的地的选择。

许多学者运用实证分析法研究推拉理论在旅游动机中的应用。例如，Yuan 等（1990）运用该理论分析日本、法国、原西德及英国出境游客的旅游动机；Zhang 等（1999）利用推力—拉力因素分析了中国内地游客到香港旅游的动机。刘昌雪（2005）以世界遗产地西递和宏村为案例区，运用因子分析法从推力因素和引力因素两个领域分析古村落旅游者旅游行为的潜在特征。沈振烨（2007）运用推拉理论研究了旅游动机与旅游目的地形象的关系。杜鹃等（2008）应用推拉理论，研究西安农家乐旅游者的旅游动机的推力和拉力因素。陆林（1997）通过对比黄山、美国华盛顿、德国和加拿大旅游者的旅游动机，发现观光旅游者主要出自见闻的需求、知识的需求，"拉"的因素占据主导地位，而西方休闲旅游者则以身体的动机、心情的动机和精神的动机为主，"推"的因素作用较强。

表 4-1 总结了国内外学者运用推拉理论实证分析旅游者动机的研究，有的主要研究"推"的因素，有的主要研究"拉"的因素，有的从"推"和"拉"两种因素共同研究。

表 4-1　旅游动机的推力和拉力研究汇总

学者	研究方法	识别的推力因素	识别的拉力因素
Yuan 等（1990）	29 个动机因子和 53 个目的地属性的因子分析	逃离、好奇、声誉、融洽家庭关系、放松/爱好	预算、文化和历史、野趣、方便、设施、打猎
Sirakaya 等（2006）	56 个目的地拉力因素的因子分析		当地接待和服务、旅费和方便、改变日常生活环境、饮酒机会、个人和历史渊源、文化和购物设施、独特的旅游场所
刘昌雪（2005）	18 个推力指标和 14 个目的地引力指标	文化与知识、追求休闲、亲情、声望、新奇与刺激	文化旅游资源、鲜明的旅游形象、便利设施与服务质量、消费与娱乐活动
包亚芳（2009）	18 个推力指标和 18 个目的地引力指标	求知与好奇、社交与文化、健康与自我提升	安全和卫生，设施，习俗与交通，服务与消费，活动与历史文化景点
张颖等（2009）	9 个推力指标和 9 个拉力指标	追求休闲、附带出游、新奇与刺激	景观与特色、服务与环境
杜娟等（2008）	11 项推力指标和 12 项拉力指标	新奇与刺激、身心需求、享受与体验	设施与服务、农家乐旅游资源、交通便利程度
沈振烨（2007）	19 个推力指标和 14 个拉力指标	自我实现、娱乐消遣、学习知识、逃离烦恼、社会交际、运动锻炼	游览设施服务、接待设施服务、景观文化
郑鹏等（2010）	9 项推力指标和 9 项拉力指标	声望社交、减压康体、求新求知、工作需要	景区外部吸引力、景区自身吸引力
郑鹏等（2010）		康体社交、求知求奇、工作需要	景点外部吸引力、景点自身吸引力
王永明等（2010）	9 个推力因素和 8 个拉力指标	休闲与康体、地位与声望、新鲜与刺激	氛围与景色、服务与娱乐

4.2.3　森林保健旅游者旅游动机

由于森林保健旅游在我国属于新兴旅游方式，森林保健旅游者旅游动机的研究对于未来森林保健旅游产品的开发、设计与营销等具有重要意义，而学者关于这方面的研究还很少，深入研究具有一定的现实价值。

内在需求激发旅游动机，进而产生旅游行为。"城市钢筋水泥沙漠"、亚健康等都促使人们寻求优越的环境以抚慰身心，获得健康。森林保健旅游所具有的自然健康、功能多重、参与体验等特性恰好能够满足人们回归自然、释放压力等需求，成为推动人们开展森林保健旅游活动的内心驱动因素，即推力因素。

出游意愿产生后，旅游目的地的拉力就决定了旅游者选择何地开展旅游。森林保健旅游最具特色的是将森林旅游与保健结合起来，自然与健康、森林环境是森林保健旅游最具吸引力的因素，成为人们开展森林保健旅游活动的目的地拉动因素。

4.2.4　重游意愿理论及影响因素

重游对于旅游地有重要影响。Gitelson 等（1984）研究发现重游游客对旅游地的市场营销有着重要意义，对成熟的旅游目的地和吸引物，特别是海滩、度假地、主题公园等类型旅游地的客源份额维持有着重要作用。Wang（2004）指出重游游客比首游游客能带来更多的经济效益。重游意愿对重游行为具有导向作用，因此，重游意愿的研究对于旅游地的长远发展、市场开发等具有重要意义。国内外关于重游意愿的研究主要在于重游意愿的相关概念界定、重游意愿的影响因素等方面。

（1）重游意愿概念

黄福才（2007）认为重游意愿是游客的一种主观态度，很大程度上受总体满意度、之前的旅游经历等因素的影响，而重游行为则是游客对旅游地的实际再度造访，是一种现实的行为，是游客对旅游地行为性忠诚的体现及其重游愿望的具体实现。目前国内外还没有统一的重游意愿的概念，陈海波（2010）认为重游意愿是指旅游者已经对某个旅游地、旅游项目（旅游产品）有过一次或一次以上到访或参与经历之后，愿意再次到访或参与的主观意愿。杨旸等（2008）在研究旅游地游憩体验与重游意愿作用机制中提出，重游意愿是指到访某旅游地或参与某项旅游活动后，游客想再次到访或参与的意愿。用"您下次还会来神农谷旅游"这一问项建立从"非常同意"到"非常不同意"的李克特五点式量表来反映游客的重游意愿。

（2）重游意愿与忠诚度的比较

Hawkins 等（1995）从营销学的角度认为顾客忠诚（customer loyalty）是指顾客重复购买产品或服务的行为或意图。Oppermann（1998）认为旅游地游客忠诚（tourist loyalty to destination）分为态度性忠诚和行为性忠诚。行为性忠诚是游客对旅游地的再度造访，即重游，而态度性忠诚即游客的重游意愿。因此，重游意愿是游客忠诚的一个方面，也是其重要体现。

（3）重游意愿与行为意向的比较

Chen 和 Tsai（2007）对旅游者行为意向进行了明确定义：旅游者的行为意向是指旅游者对于重游和向其亲友推荐旅游目的地的可能性的判断。杨素兰（2004）认为行为意向指顾客对环境体验过程所产生的评估与感受，进而影响顾客态度、未来意向与向他人推荐的可能性，包括再访意愿、介绍亲友等。因此，国内外学者大多用再购意向和推荐意愿两个问项来测量购后行为意向，如 Boulding 等（1993）。方芳（2008）认为行为意向的研究即代表忠诚度的研究，只是行为意向的范围仅只包含态度层面，而不包含行为层面。当然，也有一些学者利用重游意愿和推荐意愿两个问项共同代表重游意愿，如陈海波等（2012），但认为这样会产生歧义。因此，比较赞同行为意向包含重游意愿和推荐意愿两个方面。

综上所述，重游意愿与游客忠诚、行为意向都是紧密相关的。重游意愿是游客忠诚和购后行为意向的一个重要方面，是游客态度性忠诚和行为意向的体现。

（4）重游意愿的影响因素

关于重游意愿的影响因素，国内外学者大多采用实证研究方法，研究质量、感知价值、满意度对重游意愿的影响。

国外相关研究中，Petrick（2004）对加勒比海一旅游地游客的研究则表明：质量是影响游客重游倾向最显著的因素，其次是感知价值和满意。Um 等（2006）以香港为例，检验了旅游地的感知吸引力、感知价值以及满意对游客重游倾向的影响，得出旅游地的感知吸引力对游客的重游倾向影响最大，其次是满意、感知价值。Baker 等（2000）也指出游客满意与否不仅会影响他们对本次旅游经历的评价，还会影响他们未来的行为意向，满意的旅游者不仅有可能故地重游，还会向他人正面宣传该目的地。Juaneda（1996）认为旅游地的正面印象有助于提高游客的重游意愿。Oppermann（1998）研究了满意与重游的关系，他认为："高度满意的游客依然有可能不会重游，因为他们可能想看新的东西。相反，不太满意的游客也可能会重游，因为熟悉的旅游地会有较小的风险"。说明风险规避也是重游意愿产生的原因。

国内相关研究，如杨旸等（2008）研究游客游憩体验与重游意愿的关系，研究得出导游满意度、停留时间和入游交通方式对重游意愿具有显著影响，并推导出不同影响因素之间的重游意愿发生比。白凯等（2010）研究得出，旅游景区共生形象与重游意愿和口碑效应之间有着正向关系，主题景区整体旅游形象是导致游客重返景区和口碑宣传景区的主要原因。唐小飞等（2011）以四大古镇为对象，研究"仁和"、"时新"、"高雅"、"诚信"和"智慧" 5 个品牌个性维度对游客重游意愿的影响。耿献辉等（2010）基于苏州未来农林大世界的调查分析结果显示：距离远近、自然景观满意度、观光路线、满意度、交通满意度、居住地、职业、收入都对游客的重游意愿具有显著影响。王惠芬（2002）以中国台湾 3 个主题乐园为研究对象，发现影响游客重游意愿的因素主要有游乐设施、景观设计、主题与节目、交通和票价等。

（5）旅游动机与重游意愿的关系研究

旅游动机是旅游者选择和决策旅游地的主要驱动力。国内外针对旅游动机与旅游者重游意愿的研究大多是基于旅游动机、游客满意度和重游意愿之间的关系研究。Schofield 等（2007）使用回归分析方法检验了节事参与者动机对游客满意和重游意向的影响。Yoon 等（2005）以观光旅游为例，将旅游动机分为推动机和拉动机，通过结构方程建模方式分析动机、满意度和重游意向的关系，结果显示，推的动机对游客上述两种倾向具有显著影响，但其影响力小于游客满意对行为倾向的影响。在国内，张言庆（2008）研究得出国内休闲游游客的旅游动机、游客满意度对游客行为倾向具有显著的正向影响，且旅游动机对行为倾向的影响大于游客满意对行为倾向的影响。刘力等（2010）研究韩国来九华山游客的旅游动机对游客满意和游后行为意向的影响，发现旅游动机对游客满意和游后行为均有显著影响，不同的旅游动机对旅游者的游后行为意向有着不同程度的影响，其中佛教朝拜动机同时影响旅游者的重游和推荐意向，休息放松动机影响旅游者的重游意向，亲近自然动机影响旅游者的推荐意向。

也有一些学者单独研究旅游动机与重游意愿的关系。在国外，Feng 等（2001）通过研究发现，求新动机对中期重游意愿有显著的正向影响，并且求新动机还可以增强或者恢复重游意愿。Baloglu（1999） 探讨了信息来源、社会心理动机和旅游地形象对游客行为意向的关系，发现旅游动机影响游客行为意向，且不同动机要素对行为意向的影响存在差别。在国内，毛小岗等（2011）通过实证研究发现，旅游动机影响旅游重游决策，但并不是所有的旅游动机都能使旅游者产生重游意向，"休闲度假"和"学习提高"动机对重游有正向影响，"探新求异"和"获取声望"动机对重游有负向影响，"感情交流"和"外界刺激"动机对重游没有显著影响。国内还有学者研究了不同旅游动机对各时段重游意愿的影响，如陈海波等（2012）、许春晓等（2011）。

以上学者的研究证明了旅游动机与旅游意愿是相互关联的，不同的旅游动机对旅游意愿的影响及程度不同，同时，也从不同类型的旅游目的地的实证研究进行了证明，这对未来旅游市场细分及重游市场的开拓具有重要意义。但是，学者们从推力和拉力两个方面分别探讨旅游动机与重游意愿关系的研究还不多，在森林保健旅游方面的研究则更少。而从森林保健旅游者旅游推动机和拉动机两个角度出发研究与重游意愿的关系，可以丰富和完善关于旅游者重游的研究。

4.3　问卷设计

4.3.1　设计逻辑

调查问卷是研究所采用的基本的测量工具。预调查问卷主要分为三个部分：①旅游动机的推力因素，即促使游客来此旅游的内心驱动因素，建立从"非常同意"到"非常不同意"的李克特五级量表。同时，还设计了一个开放性问题："您来此地旅游还因为什么？"②旅游动机的拉力因素，即旅游景区对游客的吸引因素，建立从"非常重要"到"非常不重要"的李克特五级量表。另外，还包含了游客对于该景区的总体满意度评价，也采用从"非常满意"到"非常不满意"的李克特五级量表；游客喜欢的森林保健旅游产品；以及一个开放性问题："您来此旅游的重要因素还有什么？"③调查对象的基本信息，包括性别、年龄、职业、居住地等基本人口学统计特征，主要参考我国国家旅游局《旅游抽样调查资料》（2012年）关于年龄、职业的分类标准。

量表的构建是问卷中最为重要的部分。由于国内外关于森林保健旅游者旅游动机的实证研究还较少，没有形成普遍接受的测量标准，因此，需要较为严密的量表设计过程。在问卷设计中，主要采用了以下几种方法：①大量的文献阅读，特别是国内外发表的重要期刊文章和学术论文，设计出初始问卷。②专家咨询，通过专家咨询对问卷进行修改，特别是指标体系。③预调研，通过小规模的预调研，对量表进行信度测试，对量表条款进行删减，使得量表更加科学合理，得到正式调查问卷。

4.3.2　初始测量指标的生成

国内外已有一些学者运用"推-拉"理论研究旅游者旅游动机，构建了推力和拉力的量表，如 Yuan 等（1990）、杜娟等（2008）、沈振烨（2007）等，这些研究成果提供了重要的参考价值。而目前还没有将此理论运用于森林保健旅游的研究，因此，还主要借鉴了关于森林旅游、生态旅游的相关研究成果。

（1）森林保健旅游者旅游动机推力指标的生成

麦金托什（1985）在其著名的论著《旅游学：要素·实践·基本原理》中，将人们参与旅游的基本动机概括为四种：①健康动机，包括休息、运动、消遣娱乐、保健等；②文化动机，表现出求知的欲望，包括了解异国他乡的文化、艺术、民间风俗、宗教等；③交际动机，表现出逃避现实和免除压力的欲望，包括结交新朋友、探亲访友、摆脱日常事务和邻居干扰等；④地位和声望动机，表现出被承认、被赏识、被尊重以及获得良好声誉的欲望，主要通过旅游活动改善人际关系。分析这些动机，主要是从旅游者内心的驱动因素考虑的，即为文中的推力动机。同时，还主要参考Crompton（1979）、Yuan等（1990）、刘昌雪（2005）、杜娟等（2008）、包亚芳（2009）和沈振烨（2007）等学者关于推力指标的研究成果。陈楠等（2010）通过实证研究得知生态旅游者与大众旅游者最大的区别在于生态旅游者具有一定的生态意识，而森林保健旅游属于生态旅游，因此，量表中添加了这一题项。

归纳起来，这些学者主要从回归自然、休闲消遣、求知和社交四个维度来构建旅游者旅游动机的推力指标体系。参考并提取文献中的相关选项作为问卷评估指标的来源和理论依据，结合森林保健旅游、森林旅游和生态旅游的特性，构建森林保健旅游者旅游动机的指标体系，见表4-2。

表4-2　森林保健旅游者旅游动机推力测量指标体系

变量	代码	测量指标	来源
回归自然	A	欣赏自然山水风光	李晓婧（2007）；Crompton（1979）；刘昌雪（2005）；杜娟等（2008）；包亚芳（2009）
	B	回归大自然	吴楚材，吴章文等（2007）；李晓婧（2007）
	C	体验森林宁静的氛围	沈振烨（2007）；李晓婧（2007）
	D	感受森林舒适健康的环境	李晓婧（2007）
休闲消遣	E	摆脱单调乏味的日常生活	麦金托什（1985）；Yuan等（1990）；沈振烨（2007）；刘昌雪（2005）；张颖等（2009）
	F	摆脱城市喧嚣的生活环境	Yuan等（1990）；沈振烨（2007）
	G	释放工作和生活压力	麦金托什（1985）；Yuan等（1990）；沈振烨（2007）；刘昌雪（2005）；杜娟等（2008）；李晓婧（2007）
	H	休养身心	杜娟等（2008）
	I	增强运动，增进健康	麦金托什（1985）；Crompton（1979）；刘昌雪（2005）；杜娟等（2008）；包亚芳（2009）；张颖等（2009）；李晓婧（2007）

变量	代码	测量指标	来源
求知	J	感受异地风土人情和民俗文化	麦金托什（1985）；沈振烨（2007）；包亚芳（2009）
	K	探险猎奇，满足好奇心	Yuan 等（1990）；沈振烨（2007）；杜娟等（2008）；张颖等（2009）
	L	增长知识，增加见闻	麦金托什（1985）；沈振烨（2007）；刘昌雪（2005）；杜娟等（2008）；包亚芳（2009）；张颖等（2009）
	M	提高生态环保意识	吴楚材，吴章文等（2007）
	N	丰富旅游经历	沈振烨（2007）；刘昌雪（2005）；包亚芳（2009）
社交	O	商务需要	沈振烨（2007）；杜娟等（2008）；张颖等（2009）
	P	增进与亲友感情	麦金托什（1985）；Yuan 等（1990）；杜娟等（2008）；李晓婧（2007）
	Q	结交新朋友	麦金托什（1985）；Crompton（1979）；杜娟等（2008）；沈振烨（2007）；包亚芳（2009）
	R	获得成就感	麦金托什（1985）；沈振烨（2007）

（2）森林保健旅游者旅游动机拉力指标的生成

在拉力指标体系的构建中，主要参考 Crompton（1979）、Yuan 等（1990）、Sirakaya 等（2006）、刘昌雪（2005）、杜娟等（2008）、包亚芳（2009）和沈振烨（2007）等学者关于拉力指标的研究成果。归纳起来，学者们主要从旅游资源（自然和人文）、旅游设施（基础设施和接待设施）和旅游服务三个方面构建拉力指标体系。因此，主要从这三个方面设计量表，在参考前人的拉力量表设计的同时，结合森林保健旅游所特有的性质，对量表内容进行适当增减。值得指出的是：

①由于森林生态环境资源（即森林保健功能因子）对于森林保健旅游活动的开展具有非常重要的意义，因此在设计量表时将其分列出来以突出森林保健旅游的特性；

②廖斌斌（2010）通过实证研究指出，游客对森林旅游地安全措施关注程度很高，游客认为森林旅游安全事故发生的首要原因是旅游接待设施设备问题，因此，量表中增设"安全保障体系"；

③澳大利亚的 Kreg Linderbeg 博士等认为环境解说不仅能保护旅游区，还能加强生态旅游者的旅游经历，增强对旅游区的欣赏、自豪感和保护（杨桂华等，2011）。因此，环境解说系统（自导式和向导式解说系统）是生态旅游区诸要素中十分重要的组成部分。游客对于森林生态环境因子（如"空气负离子"、"植物精气"、"天然放射性辐射"等专业名词）不太了解，需要景区有详细的标志标牌介绍和导游的专业讲解，因此，要将"导引导览系统"和"导游讲解水平"分别纳

入指标体系的构建中。

表 4-3 森林保健旅游者旅游动机拉力测量指标体系

变量	代码	测量指标	来源
旅游资源	A	森林自然环境安静	吴楚材等（2007）；郑群明（2008）；郜光发等（2011）；薛静等（2004）；李梓辉（2002）；李萍（2004）
	B	空气负离子含量高	
	C	空气细菌含量少	
	D	地表水清洁	
	E	植物精气含量高	
	F	森林气候舒适	
	G	天然放射性辐射少	
	H	旅游舒适期长	
	I	森林自然景观优美	沈振烨（2007）；包亚芳（2009）；张颖等（2009）；李晓婧（2007）
	J	森林文化或民俗丰富	沈振烨（2007）；刘昌雪（2005）；包亚芳（2009）；张颖等（2009）；李晓婧（2007）
	K	森林保健旅游活动丰富	
旅游设施	L	基础设施（水电等）完善	沈振烨（2007）；刘昌雪（2005）；白凯（2008）；包亚芳（2009）
	M	餐饮设施干净卫生	
	N	住宿设施干净卫生	
	O	康体设施完善	
	P	导引导览系统完善	杨桂华等（2011）
	Q	安全保障体系健全	包亚芳（2009）；廖斌斌（2010）
	R	景区外部交通便利	Sirakaya 等（2006）；沈振烨（2007）；杜娟等（2008）；张颖等（2009）
旅游服务	S	导游的环境讲解水平高	沈振烨（2007）
	T	景区服务人员服务质量高	Sirakaya 等（2006）；刘昌雪（2005）；杜娟等（2008）
	U	食宿接待人员服务质量高	Sirakaya 等（2006）；沈振烨（2007）；杜娟等（2008）；包亚芳（2009）
	V	旅游地居民对待游客态度友好	Sirakaya 等（2006）；沈振烨（2007）；刘昌雪（2005）；杜娟等（2008）；包亚芳（2009）；张颖等（2009）
	W	旅游景区知名度高	刘昌雪（2005）
	X	旅游产品价格合理	Sirakaya 等（2006）；沈振烨（2007）；包亚芳（2009）

4.3.3 专家咨询

为了更好地修正指标体系和问卷其他部分，使量表更具有科学合理性，咨询了有关生态学、旅游学方面的专家。专家咨询的意见主要有几点：

①量表中"空气负离子"、"植物精气"、"旅游舒适期"等专业术语游客难以理解，用通俗易懂的语言代替，并在游客填写问卷时进行解释；

②量表中"回归大自然"过于笼统，涵盖内容广泛，不具有特定的指征，用"亲近较原始的森林"更合适于森林保健旅游；

③量表设计应该紧扣森林保健旅游，删除一些具有旅游的普遍性，但与森林保健旅游关系不大的指标，如"增进亲友感情"、"获得成就感"、"结交新朋友"；

④拉力指标体系"旅游设施"维度中，餐饮设施、住宿设施、康体设施对于森林保健旅游活动没有特殊的意义，可以合并为旅游接待设施。森林健身设施对于森林保健旅游较为重要，可以通过指标突出。

4.3.4 预调研测量指标的形成

通过大量的文献阅读、专家咨询后，修改量表，得到森林保健旅游者旅游动机的推力和拉力指标体系，见表4-4。

表4-4 森林保健旅游者旅游动机推力测量指标体系

变量	代码	测量指标	非常同意	同意	一般	不同意	非常不同意
回归自然	A	欣赏自然山水风光	5	4	3	2	1
	B	亲近较原始的森林	5	4	3	2	1
	C	体验森林宁静的氛围	5	4	3	2	1
	D	感受森林舒适健康的环境	5	4	3	2	1
休闲消遣	E	摆脱单调乏味的日常生活	5	4	3	2	1
	F	摆脱城市喧嚣的生活环境	5	4	3	2	1
	G	释放工作和生活压力	5	4	3	2	1
	H	休养身心	5	4	3	2	1
	I	增强运动，增进健康	5	4	3	2	1
求知	J	感受异地风土人情和民俗文化	5	4	3	2	1
	K	探险猎奇，满足好奇心	5	4	3	2	1
	L	增长知识，增加见闻	5	4	3	2	1
	M	提高生态环保意识	5	4	3	2	1
	N	丰富旅游经历	5	4	3	2	1
社交	O	商务需要	5	4	3	2	1

表 4-5　森林保健旅游者旅游动机拉力测量指标体系

变量	代码	测量指标	非常重要	重要	一般	不重要	非常不重要
旅游资源	A	森林自然环境安静	5	4	3	2	1
	B	空气负氧离子浓度高	5	4	3	2	1
	C	空气清洁	5	4	3	2	1
	D	地表水清洁	5	4	3	2	1
	E	植物释放出的气味芳香	5	4	3	2	1
	F	森林气候舒适	5	4	3	2	1
	G	辐射（光、电、天然放射性）安全	5	4	3	2	1
	H	舒服旅游的时间长	5	4	3	2	1
	I	森林自然景观优美	5	4	3	2	1
	J	森林文化或民俗丰富	5	4	3	2	1
	K	森林保健旅游活动丰富	5	4	3	2	1
旅游设施	L	基础设施（水电、通讯等）完善	5	4	3	2	1
	M	接待设施（食宿条件）完善	5	4	3	2	1
	N	森林健身设备完善	5	4	3	2	1
	O	导引导览系统完善	5	4	3	2	1
	P	安全保障体系健全	5	4	3	2	1
	Q	景区外部交通便利	5	4	3	2	1
旅游服务	R	导游的环境讲解水平高	5	4	3	2	1
	S	景区服务人员服务质量高	5	4	3	2	1
	T	食宿接待人员服务质量高	5	4	3	2	1
	U	旅游地居民对待游客态度友好	5	4	3	2	1
	V	旅游景区知名度高	5	4	3	2	1
	W	旅游产品价格合理	5	4	3	2	1

4.3.5　问卷预调查与问卷修改

在大规模发放问卷之前，为检测各项指标的有效性，进一步净化指标，提高问卷信度，于 2013 年 5 月 21 日在湖南石燕湖生态公园进行了预调查。石燕湖生态公园为国家 AAAA 级旅游风景区，除水面以外森林覆盖率达 98% 以上，空气中负氧离子含量高，适合开展森林保健旅游，目前景区正在开发森林保健旅游产品，受到市场的欢迎。

预调查共发放问卷 52 份，回收 50 份，回收率为 96.15%。剔除填写不完善、明显矛盾、量表选项大量一致的问卷后，有效问卷 36 份，有效率为 72%。

主要通过语义测试和数据分析方法对问卷进行修改。

（1）语义测试

通过预调查发现，问卷结构总体上较为合理，但也存在一些问题，主要集中在以下几个方面：

①用词上没有大问题，但有些词语（如"空气负氧离子"等）需要对游客进行简要解释；

②在推力量表的开放性回答中，游客反映旅游目的就是"打发时间"，因此增加这一选项，用"消磨时间"来表示。

（2）预调查数据分析结果

在测量中，笔者采用信度来评价测验结果的一致性、稳定性以及可靠性，估计测量误差对整体测验的影响。通常，我们用克朗巴哈的 α 内部一致性信度系数（Cronbach's α）对问卷信度进行检验。本研究的前测部分使用修正后总相关系数（Corrected Item-Total Correction，CITC）来净化测量变量，同时利用 Cronbach's α 来检验问卷的整体信度。CITC 指数是判断某一指标归于特定结构变量是否具有较好的内在一致性的一个良好的指示器。信度检验筛选项目的标准有两个，并且必须一起成立才可以删除此项目（卢纹岱，2002）：①修正后项目总相关系数（每个项目得分与剩余项目得分间的相关系数，即 CITC）小于 0.3；②删除此项目可以增加 α 值，即可提升整体信度。

对旅游动机推力因素和拉力因素两个量表进行了信度测量，所得结果如表4-6、表4-7 所示。

表4-6　旅游动机推力因素信度分析结果

指标代码	测量指标	CITC	删除该指标后的 Cronbach's α 值	构念整体 Cronbach's α 值
A	欣赏自然山水风光	0.733	0.939	
B	亲近较原始的森林	0.803	0.937	
C	体验森林宁静的氛围	0.732	0.938	
D	感受森林舒适健康的环境	0.751	0.938	
E	摆脱单调乏味的日常生活	0.678	0.940	
F	摆脱城市喧嚣的生活环境	0.741	0.938	
G	释放工作和生活压力	0.840	0.936	
H	休养身心	0.801	0.937	0.943
I	增强运动，增进健康	0.795	0.937	
J	感受异地风土人情和民俗文化	0.691	0.939	
K	探险猎奇，满足好奇心	0.528	0.944	
L	增长知识，增加见闻	0.828	0.936	
M	提高生态环保意识	0.847	0.935	
N	丰富旅游经历	0.687	0.939	
O	商务需要	0.249	0.952	

从表 4-6 可以看出，指标"商务需要"的 CITC 值（0.249）小于 0.3，且删除该项后 Cronbach's α值有所提高，符合删除标准，删除后整体 Cronbach's α值为 0.943。

表 4-7　旅游动机拉力因素信度分析结果

指标代码	测量指标	CITC	删除该指标后的 Cronbach's α 值	构念整体 Cronbach's α值
A	森林自然环境安静	0.792	0.955	
B	空气负氧离子浓度高	0.445	0.960	
C	空气清洁	0.671	0.956	
D	地表水清洁	0.774	0.955	
E	植物释放出的气味芳香	0.561	0.957	
F	森林气候舒适	0.745	0.955	
G	辐射（光、电、天然放射性）安全	0.708	0.955	
H	舒服旅游的时间长	0.705	0.955	
I	森林自然景观优美	0.632	0.956	
J	森林文化或民俗丰富	0.766	0.955	
K	森林保健旅游活动丰富	0.745	0.955	
L	完备的森林健身设施	0.643	0.956	0.957
M	基础设施（水电、通讯等）完善	0.829	0.954	
N	接待设施（食宿条件）完善	0.855	0.954	
O	森林健身设备完善	0.708	0.972	
P	导引导览系统完善	0.823	0.954	
Q	安全保障体系健全	0.881	0.970	
R	景区外部交通便利	0.748	0.955	
S	导游环境讲解水平高	0.814	0.971	
T	景区服务人员服务质量高	0.776	0.954	
U	旅游地居民友好热情	0.690	0.956	
V	旅游知名度高	0.743	0.955	
W	旅游产品价格合理	0.772	0.954	

从表 4-7 可以看出，旅游动机拉力因素的 CITC 值都大于 0.3，均不符合删除标准，都予以保留。整体 Cronbach's α值为 0.957，具有很高的信度。

通过预调查及数据分析得到最终调查问卷，见附录 1：森林保健旅游动机游客调查表。

4.4　数据分析方法

所采用的数据分析方法主要有描述性分析方法、因子分析法、相关分析法、方差分析法和回归分析法。

4.4.1　描述性分析方法

描述性分析方法主要用于分析游客的社会人口学统计、森林保健旅游出游行为基本特征、景区游客满意度和推拉动机重要性。主要计算平均值、标准差和排序，以描述高低程度，为后续分析打下基础。

4.4.2　因子分析法

因子分析法主要用于提取森林保健旅游者的推力动机和拉力动机各自的公因子，将游客众多的动机指标缩减、归纳、简化为具有代表性的因素。分析采取主成分分析法提取共同因子，保留特征值大于 1 且因子负载量大于 0.5 的因子，同时采用最大变异法旋转，使其具有较佳的解释能力。

4.4.3　相关分析法

相关分析用来检验两组类别尺度的数据是否相关。本研究主要采用皮尔逊相关分析法检验推拉各因子之间的关系、推力维度的各因子与重游意愿的关系、拉力维度的各因子与重游意愿的关系。

4.4.4　方差分析法

方差分析用于两个及两个以上样本均数差别的显著性检验。本研究运用方差分析法分析不同人口社会学特征与推拉各因子之间是否存在显著差异的关系。

4.4.5　回归分析法

回归分析可研究因素之间的关系及方向，并能进一步说明因素之间是否存在因果关系，还能检验影响变量的显著程度和比较它们的作用大小。本研究运用回归分析分别研究推力各因子和拉力各因子与重游意愿的关系，并得到回归方程。

4.5　森林保健旅游特征分析

选取城市近郊与远离城市（远郊）的两处森林保健旅游区进行对比研究，以探讨近郊和远郊森林保健旅游者的保健旅游偏好、旅游推拉动机和旅游特征的差异。研究地的选择分别是长株潭绿心 S 森林型生态旅游区和株洲市远郊 T 国家级自然保护区。

4.5.1 人口统计学特征

从游客的性别构成来看，远郊型游客男女比例基本持平，女性略多于男性；而近郊型游客女性远高于男性，男性游客占 22%，女性游客占 78%。数据表明在近郊型森林保健地中女性游客要多于远郊型森林保健地。

从年龄上看，远郊型以 25～44 岁的游客最多，约占一半，其次为 45～64 岁游客，超过 1/5，而 14 岁及以下的游客与 65 岁及以上的游客最少，合计约 5%，说明远郊型森林保健旅游以青壮年游客居多。近郊型游客 15～24 岁最多，约为一半，其次是 25～44 岁（36%）和 14 岁及以下（14%）游客，而 45 岁以上的游客极少，同样以青壮年游客最多。说明青年人更喜欢近郊型森林保健地，而中年人对远郊型森林保健地有较大的需求，这与家庭对保健旅游的认知和收入支配能力有关。

从游客的受教育水平来看，远郊型游客受教育水平最高的是本科或大专（63%），其次是高中/中专。近郊型游客也以本科/大专（44%）为主，其次是高中/中专。由此可见，远郊和近郊型森林保健旅游者都具有很高的受教育水平。

从职业构成来看，远郊型森林保健旅游者以专业人员/文教科技人员（25%）和企事业管理人员（21%）为主，其次为公务员（12%）和学生（15%），而服务销售人员、工人、离退休人员、农民较少。近郊型森林保健旅游者以服务销售人员（42%）最多，其次是离退休人员（20%）和专业人员/文教科技人员（17%），而公务员、企事业管理人员、工人、农民较少。这可能是因为远郊型森林保健旅游对于时间、经济的需求较高，吸引了专业人员/文教科技人员、企事业管理人员和公务员等收入较高、时间较为充足、社会地位较高的群体，而服务销售人员、离退休人员、工人、农民等进行此类旅游的条件还不太成熟，因此这类人群对于近郊旅游的需求较大。

从调查对象的常住地来看，近郊型和远郊型的森林保健旅游者都以来自城市的最多，其次为来自郊区的，来自农村的游客最少。这是因为大城市环境多不如乡村，亚健康状态在城市中较为明显，生活在城市中的人群对森林保健旅游的需求明显大于农村。

4.5.2 旅游者产品偏好对比

调查发现，近郊型森林保健旅游产品中，游客最喜欢的同样是森林浴场和空气负离子呼吸区，分别达到 67.7% 和 51.6%，其次是康健步道、静养场、森林休疗所等产品，而中医养生保健、骑车和观赏野生动植物最不受欢迎。远郊型森林保健旅游产品中，游客最喜欢森林浴场和空气负离子呼吸区，分别达到 52.2% 和 47.1%，其次是野营、观赏野生动植物和健康步道等，而森林医院、森林休疗所、中医保健养生和骑车获选率较低，说明森林医疗类产品还未得到市场的认可，或者是人们对"医院治病"的概念认知较为固定，难以改变。分析表明，在产品偏好中，近远郊森林保健旅游者对森林浴场等熟悉而经典的产品表现出较强的一致性，说明森林浴场和空气负离子呼吸区是近远郊森林保健旅游景区需要着重打造的产品，而森林医疗产品还未受到市场认可，要加强对此类产品的宣传和普及。

表4-8　游客对近郊型与远郊型森林保健旅游产品的偏好　　　单位：%

森林保健旅游产品	近郊	远郊	森林保健旅游产品	近郊	远郊
①森林浴场	67.7	52.2	⑦森林休疗所	29.0	9.1
②空气负离子呼吸区	51.6	47.1	⑧平衡神经锻炼场	19.4	2.6
③康健步道	25.8	17.9	⑨野营	16.4	20.1
④静养场	25.3	10.6	⑩中医保健养生	3.2	2.6
⑤森林医院	16.1	3.6	⑪观赏野生动植物	1.4	22.6
⑥视神经调节场	22.6	9.5	⑫骑车	2.1	8.4

4.5.3　推拉动机的重要性对比

（1）森林保健旅游者的推力动机重要性

远郊型森林保健旅游者推力项目中，动机均值范围为3.61～4.46，幅度较大。以"欣赏自然山水风光"、"亲近较原始的森林"、"体验森林宁静的氛围"和"感受森林舒适健康的环境"等回归大自然的项目为主，均值都超过了4.4，说明游客对于自然和森林环境的向往是非常强烈的。而"探险猎奇，满足好奇心"、"摆脱单调乏味的日常生活"、"感受异地风土人情和民俗文化"和"增长知识，增加见闻"的均值最低，都小于4，说明游客对于与森林没有很直接关系的动机较小。从标准差来看，大多数推力项目的离散程度比较小，说明意见较为统一，而"摆脱单调乏味的日常生活"和"探险猎奇，满足好奇心"两者的离散程度较大，标准差大于1，说明游客对于这两种动机的态度和意见偏差较大。

近郊型森林保健旅游者推力项目中，动机均值范围为3.33～4.18，幅度较大。以"摆脱城市喧嚣的生活环境"、"欣赏自然山水风光"、"亲近较原始的森林"、"释放工作和生活压力"和"休养身心"为主，均值超过4，说明游客回归大自然和逃离烦扰的动机是非常强烈的。而"感受异地风土人情和民俗文化"、"探险猎奇，满足好奇心"的均值最低，都小于3.5，说明游客对于与森林没有很直接关系的动机较小。标准差较大，说明游客动机较为不统一，在"探险猎奇，满足好奇心"和"提高生态环保意识"、"增长知识，增加见闻"等项目的离散程度最大。

表 4-9　森林保健旅游者推力因子重要性差异

推力项目	远郊型		近郊型		差值
	均值	标准差	均值	标准差	（远−近）
A 欣赏自然山水风光	4.46	0.652	4.1	0.9	0.36
B 亲近较原始的森林	4.42	0.708	4.05	0.986	0.37
C 体验森林宁静的氛围	4.41	0.712	3.95	0.904	0.46
D 感受森林舒适健康的环境	4.41	0.726	3.93	0.944	0.48
E 消磨时间	3.31	1.06	2.85	1.145	0.46
F 摆脱单调乏味的日常生活	3.74	1.036	3.98	0.974	−0.24
G 摆脱城市喧嚣的生活环境	4.06	0.858	4.18	0.931	−0.12
H 释放工作和生活压力	4.2	0.822	4.05	0.986	0.15
I 休养身心	4.3	0.719	4.05	1.011	0.25
J 增强运动，增进健康	4.24	0.769	3.98	1	0.26
K 感受异地风土人情和民俗文化	3.77	0.911	3.58	1.035	0.19
L 探险猎奇，满足好奇心	3.61	1.018	3.33	1.118	0.28
M 增长知识，增加见闻	3.86	0.94	3.5	1.086	0.36
N 提高生态环保意识	4.05	0.9	3.88	1.114	0.17
O 丰富旅游经历	4.04	0.884	3.83	0.958	0.21

注：得分 5=非常同意，1=非常不同意。

　　从总体上看，远郊型森林保健旅游者的动机强于近郊型的，并以"欣赏自然山水风光"、"亲近较原始的森林"、"体验森林宁静的氛围"和"感受森林舒适健康的环境"等回归大自然项目最为突出。而在"摆脱单调乏味的日常生活"和"摆脱城市喧嚣的生活环境"这些逃离烦扰动机中，近郊型森林保健旅游者强于远郊型的。这可能是因为游客认为远郊型的森林较为原始，加上周边环境大多为农村等田园环境，更具有回归自然的感觉和氛围。而近郊型森林保健旅游对于出游的时间、交通和经济限制都比较小，可满足游客暂时逃离烦扰的需求。

　　（2）森林保健旅游者拉力动机的重要性差异

　　远郊型森林保健旅游中，23 项拉力因子差别不大，标准差都小于 1，均值处于 3.9～4.5 的范围内，说明景区吸引力较为强烈。拉力动机中，以"森林自然环境安静"、"空气清洁"、"地表水清洁"和"空气负氧离子浓度高"等森林环境因子的吸引力最为强烈，均值都超过 4.4，说明森林环境资源是远郊型森林保健旅游的最主要动因。而"森林保健旅游活动丰富"、"森林健身设施完备"、"森林文化或民俗丰富"、"旅游景区知名度高"的均值最低，都小于 4，说明与森林没有很直接关系的因子对远郊型森林保健者吸引力较小。

近郊型森林保健旅游中,拉力因子差别不大,标准差都小于1,均值处于4.1~4.45的范围内,说明景区吸引力较为强烈。拉力动机中,以"接待设施完善"、"基础设施完善"、"森林自然环境安静"、"森林气候舒适"等吸引力最为强烈,均值都超过4.3,说明设施设备和森林环境资源是近郊型森林保健旅游的最主要的动因。而"舒服旅游的时间长"、"森林保健旅游活动丰富"、"森林文化或民俗丰富"、"森林健身设施完备"、"旅游景区知名度高"的均值最低,都小于4.2,说明文化与活动等对近郊型森林保健者吸引力较小。

表 4-10　森林保健旅游者拉力因子重要性差异

拉力项目	远郊		近郊		差值 (远−近)
	均值	标准差	均值	标准差	
A 森林自然环境安静	4.5	0.686	4.35	0.662	0.15
B 空气负氧离子浓度高	4.4	0.684	4.2	0.911	0.2
C 空气清洁	4.5	0.691	4.33	0.73	0.17
D 地表水清洁	4.44	0.684	4.28	0.716	0.16
E 植物释放出的气味芳香	4.13	0.778	4.25	0.776	−0.12
F 森林气候舒适	4.37	0.721	4.35	0.736	0.02
G 辐射(光电、天然放射性)安全	4.23	0.805	4.23	0.698	0
H 舒服旅游的时间长	4.06	0.805	4.1	0.778	−0.04
I 森林自然景观优美	4.31	0.754	4.23	0.768	0.08
J 森林文化或民俗丰富	3.95	0.835	4.18	0.844	−0.23
K 森林保健旅游活动丰富	3.9	0.863	4.15	0.736	−0.25
L 基础设施(水电、通讯等)完善	4.14	0.84	4.38	0.74	−0.24
M 接待设施(食宿条件)完善	4.24	0.74	4.45	0.677	−0.21
N 森林健身设施完备	3.95	0.761	4.15	0.834	−0.2
O 导引导览系统完善	4.1	0.785	4.35	0.77	−0.25
P 安全保障体系健全	4.32	0.779	4.35	0.77	−0.03
Q 景区外部交通便利	4.23	0.792	4.4	0.709	−0.17
R 导游的环境讲解水平高	4	0.819	4.28	0.784	−0.28
S 景区服务人员服务质量高	4.14	0.766	4.35	0.77	−0.21
T 食宿接待人员服务质量高	4.14	0.766	4.33	0.73	−0.19
U 旅游地居民对待游客态度友好	4.2	0.774	4.3	0.853	−0.1
V 旅游景区知名度高	3.95	0.857	4.2	0.823	−0.25
W 旅游产品价格合理	4.15	0.849	4.3	0.791	−0.15

注:得分 5=非常同意,1=非常不同意。

从总体上看，近郊型森林保健旅游景区因子对游客的吸引力强于远郊型的，除了"欣赏自然山水风光"、"亲近较原始的森林"、"体验森林宁静的氛围"和"感受森林舒适健康的环境"等森林环境因子外。这说明游客进行森林保健旅游主要是因为森林的环境因子，同时，设施设备、服务质量、文化与活动等因子对于远郊型旅游者限制较大，游客可能因为交通、经济、时间等限制而选择近郊型森林保健旅游景区。这也说明远郊型森林保健旅游地未来应大力提升旅游服务质量和丰富旅游接待设施。

4.5.4　游客对森林保健旅游地的满意度

游客对远郊型森林保健地的满意度评价均值为 3.93，偏向于"满意"。从具体项目来看，均值在 4 及以上即"满意"的指标有空气清洁、森林自然环境安静、空气负氧离子浓度高、森林气候舒适、地表水清洁、辐射（光电、天然放射性）安全，这 6 项全部都是森林环境资源，说明位于远郊的 T 保护区优越的自然环境得到了游客的认可。而得分最低主要在设施设备方面和服务质量方面，如导游的环境讲解水平高、基础设施（水电、通讯等）完善、森林保健旅游活动丰富、导引导览系统完善、森林健身设施完备，均值在 3.3 以下，持"一般"态度，说明 T 保护区在景区建设方面还需要加以提升。

游客对近郊型森林保健旅游地的满意度评价均值为 3.34，持"一般"态度，满意度偏低。从具体项目来看，均值在 3.5 及以上的指标有森林自然景观优美、空气清洁、森林气候舒适、植物释放出的气味芳香等，主要是森林环境资源，说明位于近郊的 S 旅游区的自然环境得到游客的认可。而得分最低主要是景区外部交通便利、森林文化或民俗丰富，均值在 3.1 以下。

表 4-11　森林保健旅游者满意度差异

测量指标	远郊		近郊		差值
	均值	标准差	均值	标准差	（远−近）
A 森林自然环境安静	4.27	0.716	3.51	1.048	0.76
B 空气负氧离子浓度高	4.25	0.745	3.33	1.132	0.92
C 空气清洁	4.3	0.76	3.62	0.99	0.68
D 地表水清洁	4.13	0.819	3.31	1.08	0.82
E 植物释放出的气味芳香	3.89	0.823	3.54	0.969	0.35
F 森林气候舒适	4.2	0.761	3.59	0.938	0.61
G 辐射（光电、天然放射性）安全	4	0.805	3.36	0.903	0.64
H 舒服旅游的时间长	3.73	0.856	3.26	0.818	0.47

测量指标	远郊		近郊		差值（远-近）
	均值	标准差	均值	标准差	
I 森林自然景观优美	3.91	0.831	3.62	1.016	0.29
J 森林文化或民俗丰富	3.36	0.967	3.08	0.87	0.28
K 森林保健旅游活动丰富	3.31	1.057	3.46	0.884	−0.15
L 基础设施（水电、通讯等）完善	3.35	1.028	3.28	1.099	0.07
M 接待设施（食宿条件）完善	3.55	0.905	3.18	0.997	0.37
N 森林健身设施完备	3.22	0.914	3.21	0.864	0.01
O 导引导览系统完善	3.31	0.911	3.28	0.916	0.03
P 安全保障体系健全	3.42	0.954	3.28	0.793	0.14
Q 景区外部交通便利	3.52	0.946	3.05	1.025	0.47
R 导游的环境讲解水平高	3.37	0.949	3.33	0.869	0.04
S 景区服务人员服务质量高	3.46	0.877	3.23	1.087	0.23
T 食宿接待人员服务质量高	3.58	0.862	3.23	1.063	0.35
U 旅游地居民对待游客态度友好	3.8	0.837	3.49	0.914	0.31
V 旅游景区知名度高	3.57	0.858	3.33	1.06	0.24
W 旅游产品价格合理	3.41	0.973	3.15	0.875	0.26
旅游的总体评价	3.93	0.786	3.34	0.966	0.59

注：得分 5=非常同意，1=非常不同意。

从总体上看，游客对远郊型森林保健旅游地因子的满意度高于近郊型的，说明近郊型森林保健旅游景区还具有很大的提升空间。但是"森林保健旅游活动丰富"这一项近郊型满意度高于远郊型的，这是由于该近郊型森林保健旅游地在开发过程中考虑到多种游客的需求，特别是增加了较多的体验型项目，如拓展活动等，游客感觉景区提供了丰富多彩的活动，因此游客具有较高的满意度。

5 基于推拉理论的森林保健旅游实证研究

5.1 神农谷概况

神农谷国家森林公园位于湖南省东南部，株洲炎陵县东北部，地处罗霄山脉中段，东连井冈山，南接桂东八面山，北抵武功山，是湘赣两大水系的分界线和发源地。1992 年成立桃源洞国家森林公园，2005 年更名为神农谷。

神农谷国家森林公园境内森林茂密，有成片原始次森林及其生态系统，动植物种类丰富、小气候环境优越、空气清新、负离子含量高，对人体身心健康有益，是旅游观光、避暑疗养、探险考察的好地方。现在主要开发的景点有：落水源瀑布、珠帘瀑布、树抱石、黑龙潭、桃花桥、石板滩、龙潭天河、万阳河峡谷风光、神农飞瀑等。1991 年，经中南林学院采用美国 BEEKETT 型测定仪测定表明，楠木坝珠帘瀑布处负离子含量高达 64 626 个/cm^3，具有极高的保健疗养价值。

同时，神农谷国家森林公园属于中亚热带季风湿润气候区，冬季寒冷，夏季凉爽，春秋宜人，四季分明。据测试，舒适的旅游期长达 196 天，是森林保健旅游的最佳景区，保健旅游者主要集中在 4 月中旬—11 月，每年 6—10 月为旅游旺季。

茂密的森林环境、美丽的自然景观、舒适的旅游气候以及淳朴的民俗民风为神农谷开展森林保健旅游提供了良好的基础条件。

5.2 研究假设

推力和拉力共同作用于人们的出游动机，推力和拉力是相互关联的，当内在压力推动人们出游的同时，目的地的外在压力也会对他们的选择起拉动作用（Klenosky，2002）。但是，推力和拉力具有什么样的关系？目前，关于这方面的研究还较少。郑鹏等（2010）在美国旅游者旅华流动影响因素的研究中得出拉力与推力有一定相关性，康体社交与景区外部吸引力之间的相关性最大，景区外部吸引力与工作需要之间的正相关性最弱，景区自身吸引力与工作需要存在较小的负相关性。Correia 等（2007）以葡萄牙游客为研究对象，建立了推力、拉力和感知三个变量间的结构方程模型，并得到拉力与推力间存在显著的正相关关系。据此，提出如下假说。

假说 1：森林保健旅游者旅游动机的拉力与推力正向相关。

不同的旅游动机对重游意愿有不同的影响，包括正面或负面影响、影响程度的大小等。从旅游者自身的驱动动机和旅游目的地的吸引力动机两个角度分别探讨动机与重游意愿的关系，对未来旅游市场细分和更具有针对性的营销都有重要意义。Yoon 等（2005）以观光旅游为例，研究得出推力正面影响忠诚度。臧胜男（2011）以农业旅游者为研究对象，研究旅游动机、满意度对忠诚度的影响，得到农业旅游者旅游动机的推力、拉力分别对农业旅游者忠诚度有正向影响。据此，提出了如下假说。

假设 2：推力因子对重游意愿有正向影响。

假设 3：拉力因子对重游意愿有正向影响。

5.3 调查方案

由于神农谷是以森林为主的自然生态型景区，为了顺应神农谷旅游者人流量分布的特点，使抽样更加科学，调查时间为 2012 年 6 月 10 日—7 月 10 日，前后共持续一个月时间，主要形式是调查人员（先进行了详尽的培训）去神农谷与游客面对面调查、跟随神农谷游客服务中心的导游在带团完后请游客填写。本研究主要针对喜欢在神农谷度假、重游以及初次来神农谷旅游的游客。发放地点有农家乐家庭旅馆、神农谷游客服务中心以及游客量较大的神农谷著名景点珠帘瀑布。调研采取当场填写的方式进行。在问卷填写过程中，研究人员向被调查的游客耐心解释问卷疑难问题，特别是问卷量表的填写，以使游客能更加理解问卷内容，并提高问卷的有效率。调研共发放问卷 400 份，回收 378 份，回收率达 94.5%。问卷回收后，依据以下标准对不合格问卷进行了剔除：一是填写不完整；二是选择存在明显矛盾；三是量表填写几乎一致的问卷。由于问卷题量较大，量表指标多，删除的问卷绝大部分是由于量表填写几乎一致。经过仔细筛选，最后获得有效问卷 274 份，有效率为 68.5%，基本满足有效问卷回收率 65% 的要求。

5.4 游客人口学基本特征

此次调查对游客的性别、年龄、受教育水平、家庭人均月收入、职业和常住地等方面的属性进行了分析，其结果如表 5-1 所示。

表 5-1　森林保健旅游受访者的人口统计特征（N=274 人）

人口统计特征	N	%	人口统计特征	N	%
性别			家庭人均月收入/元		
男	116	42.3	1 000 及以下	2	8
女	158	57.7	1 001～2 000	64	23.4
年龄/岁			2 001～3 000	109	39.8
14 岁及以下	9	3.3	3 001～4 000	46	16.8
15～24 岁	60	21.9	4 001～5 000	33	12
25～44 岁	136	49.6	职业		
45～64 岁	64	23.4	公务员	33	12
65 岁及以上	5	1.8	企事业管理人员	57	20.8
受教育水平			专业人员/文教科技人员	69	25.2
初中及以下	23	8.4	服务销售人员	20	7.3
高中/中专	64	23.4	工人	14	5.1
本科/大专	172	62.8	军人	0	0
硕士及以上	15	5.5	农民	6	2.2
常住地			学生	41	15
城市	223	81.4	离退休人员	10	3.6
郊区	29	10.6	其他	24	8.8
农村	22	8			

　　从游客的性别构成来看，男性游客占 42.3%，女性游客占 57.7%，可见，在森林保健旅游中，男女性别构成基本平衡。

　　从年龄上看，以 25～44 岁的游客最多，占 49.6%，其次为 45～64 岁游客，占 23.4%，说明森林保健旅游以青壮年游客居多。14 岁及以下的游客与 65 岁及以上的游客最少，分别占 3.3% 和 1.8%，出现这种状况可能是由于森林保健旅游需要良好的身体条件为基础，年龄过小或者太大都有一定的危险。

　　从游客的受教育水平来看，比例最高的是本科或大专，占 62.8%，其次分别为高中/中专、初中及以下、硕士及以上，分别占 23.4%、8.4%、5.5%。由此可见，森林保健旅游者具有很高的受教育水平。

　　从家庭人均月收入来看，2 001～3 000 元所占比重最大，为 39.8%，其次为 1 001～2 000 元，占 23.4%。而 1 000 元及以下或者 4 001～5 000 元所占比例较低，分别为 8.0%、12.0%。说明森林保健旅游者以中等收入群体为主体。

从职业构成来看，森林保健旅游以专业人员/文教科技人员和企事业管理人员为主，分别占 25.2%、20.8%，其次为公务员和学生，分别占 12.0%和 15.0%，而服务销售人员、工人、离退休人员、农民较少，分别只占 7.3%、5.1%、3.6%、2.2%，调查对象中没有军人。

从调查对象的常住地来看，来自城市的最多，占 81.4%，其次为来自郊区的，占 10.6%，来自农村的游客最少，只占 8%。这是因为城市环境不如农村，亚健康状态在城市中较为明显，生活在城市中的人群对森林保健旅游的需求明显大于农村。

5.5 神农谷森林保健旅游者出游行为的相关特征

5.5.1 对森林的偏好程度

对森林环境的偏好程度是进行森林保健旅游的基础，为此，本研究设计了两个题项来了解游客对森林的偏好：一是从"非常喜欢"到"非常不喜欢"建立李克特五级量表；二是最近一年内走进森林的次数。

从表 5-2 来看，有 53.6%的游客表示非常喜欢森林，32%的游客表示比较喜欢森林，二者占总数的 86.4%。而不太喜欢或者非常不喜欢森林的只占了 1.1%。数据说明绝大部分游客是喜欢或者非常喜欢森林的。

表 5-2 对森林的偏好程度

在森林中旅游的喜好程度	非常喜欢	比较喜欢	一般	不太喜欢	非常不喜欢	合计
N	147	90	34	2	1	274
百分比/%	53.6	32.8	12.4	0.7	0.4	100
最近一年走进森林的次数	1 次	2 次	3 次	4 次	5 次	合计
N	100	102	32	39	1	274
百分比/%	36.5	37.2	11.7	14.2	0.4	100

5.5.2 对森林保健旅游功效的认识

通过游客对森林中旅游功效的认识的调查发现，68.8%的游客认为森林中旅游具有休息放松的功效，56.60%的游客认为具有强身健体的功效，40.10%的游客认为具有修身养性的功效。认为具有提神醒脑、延年益寿功效的分别占 32.50%、

25.20%。而认为具有修复保健和医疗保健的最少，都只有 9.10%。这说明游客对于在森林中旅游所具有的功效的认识还是比较清晰的。

表 5-3 森林保健旅游功效的市场认知特征

功效	休息放松	提神醒脑	延年益寿	强身健体	修身养性	修复保健	医疗保健	其他
N	188	89	69	155	110	25	25	1
百分比/%	68.60	32.50	25.20	56.60	40.10	9.10	9.10	0.40

5.5.3 森林保健旅游目的地选择的影响因素

游客选择森林保健旅游目的地的影响因素有很多，其中，景区原生态性是游客最为关注的因素，达到 62%，其次为交通的便利程度和安全问题，都达到了41.6%。而食宿问题、时间是否充足、景区知名度、费用预算和身体状况是关注相对较小的因素，分别为 28.80%、24.10%、18.20%、14.60%、14.20%。游客认为影响最小的因素为空间距离和景区的健身娱乐活动，分别只有 9.90% 和 3.30%。因此，对于森林保健旅游景区来说，保持景区的原生态性、做好交通和安全方面的建设显得非常重要。

表 5-4 森林保健旅游目的地选择的影响因素

影响因素	景区知名度	景区原生态性	费用预算	时间是否充足	交通是否方便	空间距离
N	50	170	40	66	114	27
百分比/%	18.20	62.00	14.60	24.10	41.60	9.90
影响因素	安全问题	食宿问题	身体状况	景区健身娱乐	其他	
N	114	79	39	9	0	
百分比/%	41.60	28.80	14.20	3.30	0	

5.5.4 旅游信息获取途径和旅游形式

从游客对神农谷旅游信息获取途径来看，45.60%的游客通过亲友推荐，说明神农谷具有良好的口碑效应。其次为旅行社，占 27.40%，这些都是比较常规的旅游信息途径。而网络、电视广播、报纸杂志等其他途径都较少，占 10%左右。因此，神农谷可以通过多种手段进行市场宣传，特别是加大对当今世界新媒体的利用，如网络等。

表 5-5　旅游信息获取途径特征

	电视广播	报纸杂志	网络	亲友推荐	旅行社	旅游宣传册	其他途径
N	28	21	35	120	72	15	27
百分比/%	10.60	8.00	13.30	45.60	27.40	5.70	10.30

从表 5-6 可以看出，游客来神农谷旅游的组织形式主要是集体旅游，即所在单位/学校组织，占 46%；其次为亲朋好友结伴和旅行社跟团，分别占 27% 和 24%，独自出游的最少，只占 3%。

表 5-6　旅游组织形式特征

旅游组织形式	旅行社跟团	所在单位/学校组织	亲朋好友结伴	独自出游
N	66	126	74	8
百分比/%	24	46	27	3

5.5.5　对森林保健旅游时长的认识

通过调查得知，41.6% 的游客愿意为森林保健旅游花 2 天，33.9% 的游客愿意花 3 天，愿意花 1 天的游客占 16.1%。而愿意花 4～7 天和 8 天及以上的游客一共只占 8.4%。从数据上看，游客认为森林保健旅游是短期旅游，抑或是受时间限制较多。

表 5-7　可接受的森林保健旅游时长

可接受旅游时长	1 天	2 天	3 天	4～7 天	8 天及以上
N	44	114	93	16	7
百分比/%	16.1	41.6	33.9	5.8	2.6

5.5.6　森林保健旅游产品偏好

游客对森林保健旅游产品偏好的市场调查能够为景区设计合理适销的产品提供依据。通过调查得知，游客最喜欢的森林保健旅游产品为森林浴场和空气负离子呼吸区，分别达到 52.20% 和 47.10%，并且喜欢这两项旅游产品的游客远远多于其他种类的游客。其次是观赏野生动植物、野营和康健步道，分别为 22.60%、20.10% 和 17.90%。对于森林医院、森林休疗所、中医保健养生等将疗养与森林相结合的产品还未得到市场的认可，这可能因为调查对象不需要此种产品，或者还不太了解此类旅游产品。

表 5-8 森林保健旅游产品的偏好特征

旅游产品	森林浴场	空气负离子呼吸区	康健步道	静养场	森林医院	视神经调节场	森林休疗所
N	143	129	49	29	10	26	25
百分比/%	52.20	47.10	17.90	10.60	3.60	9.50	9.10
旅游产品	平衡神经锻炼场	野营	中医保健养生	观赏野生动物	骑车	其他	
N	7	55	7	62	23		
百分比/%	2.60	20.10	2.60	22.60	8.40		

5.6 神农谷森林保健旅游者推拉动机的重要性

5.6.1 森林保健旅游者推力动机的重要性特征

在大量文献阅读的基础上，本研究共整合了 15 项森林保健旅游"推力"因子项目，涉及了森林保健旅游者旅游动机的各方面，如表 5-9 所示。从总体上看，15 项推力因子差别稍大，均值处于 3.31~4.46 的范围内。推力项目中，以"欣赏自然山水风光"、"亲近较原始的森林"、"体验森林宁静的氛围"和"感受森林舒适健康的环境"为主，均值分别达到 4.46、4.42、4.41、4.41，说明森林保健旅游者对于自然和森林环境的向往是非常强烈的。而"消磨时间"的均值最低，只有 3.31，说明游客进行森林保健旅游并不是只为消磨时间，而是带有一定动机和目的的。

表 5-9 森林保健旅游者推力因子项目特征

推力项目	均值	标准差	推力项目	均值	标准差
A 欣赏自然山水风光	4.46	0.652	I 休养身心	4.3	0.719
B 亲近较原始的森林	4.42	0.708	J 增强运动，增进健康	4.24	0.769
C 体验森林宁静的氛围	4.41	0.712	K 感受异地风土人情和民俗文化	3.77	0.911
D 感受森林舒适健康的环境	4.41	0.726	L 探险猎奇，满足好奇心	3.61	1.018
E 消磨时间	3.31	1.06	M 增长知识，增加见闻	3.86	0.94
F 摆脱单调乏味的日常生活	3.74	1.036	N 提高生态环保意识	4.05	0.9
G 摆脱城市喧嚣的生活环境	4.06	0.858	O 丰富旅游经历	4.04	0.884
H 释放工作和生活压力	4.2	0.822			

注：得分 5=非常同意，1=非常不同意。

5.6.2　森林保健旅游者拉力动机的重要性特征

本研究共整合了 23 项森林保健旅游"拉力"因子项目，从目的地属性方面探索吸引森林保健旅游者旅游的因素，如表 5-10 所示。从总体上看，23 项拉力因子差别不大，均值处于 3.9~4.5 的范围内。拉力项目中，以"森林自然环境安静"、"空气清洁"、"地表水清洁"和"空气负氧离子浓度高"最为强烈，均值分别达到 4.5、4.5、4.44、4.4，得分都比较高，说明森林环境资源是吸引游客开展森林保健旅游的最主要动因。而"森林保健旅游活动丰富"、"森林健身设施完备"、"森林文化或民俗丰富"、"旅游景区知名度高"的均值最低，分别为 3.9、3.95、3.95、3.95，说明游客在进行森林保健旅游时对森林文化与活动、景区知名度和森林健身设施关注偏低。

表 5-10　森林保健旅游者拉力因子项目特征

拉力项目	均值	标准差	拉力项目	均值	标准差
A　森林自然环境安静	4.5	0.686	M　接待设施（食宿条件）完善	4.24	0.74
B　空气负氧离子浓度高	4.4	0.684	N　森林健身设施完备	3.95	0.761
C　空气清洁	4.5	0.691	O　导引导览系统完善	4.1	0.785
D　地表水清洁	4.44	0.684	P　安全保障体系健全	4.32	0.779
E　植物释放出的气味芳香	4.13	0.778	Q　景区外部交通便利	4.23	0.792
F　森林气候舒适	4.37	0.721	R　导游的环境讲解水平高	4	0.819
G　辐射（光电、天然放射性）安全	4.23	0.805	S　景区服务人员服务质量高	4.14	0.766
H　舒服旅游的时间长	4.06	0.805	T　食宿接待人员服务质量高	4.14	0.766
I　森林自然景观优美	4.31	0.754	U　旅游地居民对待游客态度友好	4.2	0.774
J　森林文化或民俗丰富	3.95	0.835	V　旅游景区知名度高	3.95	0.857
K　森林保健旅游活动丰富	3.9	0.863	W　旅游产品价格合理	4.15	0.849
L　基础设施（水电、通讯等）完善	4.14	0.84			

注：得分 5=非常同意，1=非常不同意。

5.7　游客对神农谷景区满意度特征

以景区目的地属性的拉力指标作为满意度的测量指标，同时单独设置了"对神农谷旅游的总体评价"的问项，建立从"非常满意"到"非常不满意"的李克特五级量表。调查结果如表 5-11 所示。

表 5-11 神农谷游客满意度特征

测量指标	均值	标准差	测量指标	均值	标准差
A 森林自然环境安静	4.27	0.716	M 接待设施（食宿条件）完善	3.55	0.905
B 空气负氧离子浓度高	4.25	0.745	N 森林健身设施完备	3.22	0.914
C 空气清洁	4.3	0.76	O 导引导览系统完善	3.31	0.911
D 地表水清洁	4.13	0.819	P 安全保障体系健全	3.42	0.954
E 植物释放出的气味芳香	3.89	0.823	Q 景区外部交通便利	3.52	0.946
F 森林气候舒适	4.2	0.761	R 导游的环境讲解水平高	3.37	0.949
G 辐射（光电、天然放射性）安全	4	0.805	S 景区服务人员服务质量高	3.46	0.877
H 舒服旅游的时间长	3.73	0.856	T 食宿接待人员服务质量高	3.58	0.862
I 森林自然景观优美	3.91	0.831	U 旅游地居民对待游客态度友好	3.8	0.837
J 森林文化或民俗丰富	3.36	0.967	V 旅游景区知名度高	3.57	0.858
K 森林保健旅游活动丰富	3.31	1.057	W 旅游产品价格合理	3.41	0.973
L 基础设施（水电、通讯等）完善	3.35	1.028	*对神农谷旅游的总体评价*	*3.93*	*0.786*

注：得分 5=非常同意，1=非常不同意。

由表 5-11 可知，游客在对神农谷旅游进行总体评价时，均值为 3.93，持"一般"态度，偏向于满意。从具体项目来看，均值在 4 及以上即"满意"的指标有空气清洁、森林自然环境安静、空气负氧离子浓度高、森林气候舒适、地表水清洁、辐射（光电、天然放射性）安全，这 6 项全部都是森林环境资源，说明神农谷优越的自然环境得到了游客的认可。而得分最低的几项分别是导游的环境讲解水平高、基础设施（水电、通讯等）完善、森林保健旅游活动丰富、导引导览系统完善、森林健身设施完备，均值在 3.3 以下，持"一般"态度，说明神农谷在景区建设方面还需要加以提升。

5.8 森林保健旅游动机推力和拉力因子

5.8.1 信度与效度分析

由于问卷主要采用李克特五级量表设计推力动机和拉力动机，因此问卷的信度和效度对研究成果的质量有直接影响。为了检验量表是否适合做因子分析，必须先对游客出游动机的样本进行信度和效度分析。

信度是对测量结果的一致性和稳定性的考察，应用最普遍的衡量方法是Cronbach's α 系数法。通过对推力量表和拉力量表的检验，其可靠性分别为 0.934

和 0.869，都大于 0.80，达到了可信标准。

表 5-12　量表的信度检验

可靠性统计量		
量表类别	推力量表	拉力量表
Cronbach's α	0.934	0.869
项数	23	15

效度检验是对测量结果正确性程度的考察，主要考察 KMO（Kaise-Meyer-Olkin）测度和巴特利特（Bartlett）球体检验的值。KMO 的值越接近 1，数据越适合做因子分析。一般认为 KMO 在 0.7 以上，就适合做因子分析。巴特利特球体检验是为了判断相关系数矩阵是否为单位矩阵，如果是单位矩阵就不适合做因子分析。读取表 5-13 的处理结果，推力和拉力量表的 KMO 值分别为 0.860 和 0.930，Bartlett 的球形度检验 x^2 统计值的显著性概率很小，表明比较适合做因子分析。

表 5-13　量表的效度检验

KMO 和 Bartlett 的检验			
量表类别		推力量表	拉力量表
取样足够度的 Kaiser-Meyer-Olkin 度量		0.860	0.930
Bartlett 的球形度检验	近似卡方	1 727.121	3 402.395
	df	105	253
	Sig.	0	0

注：df 为自由度；Sig. 为显著性。

综合分析，本研究的问卷具有较高的信度和效度。

5.8.2　森林保健旅游者推力动机的因子分析

采用 SPSS17.0 对推力动机的 15 项测量指标进行因子分析，采用主成分分析法提取因子。根据旋转后因素负载值至少应大于 0.50 的因素提取标准（荣泰生，2005），删除了"增强运动，增进健康"这一指标，并再次进行因子分析。由表 5-14 中的结果显示，KMO 测度的值为 0.854，巴特利特球体检验的 x^2 统计值的显著性概率小于 1%，说明数据相关矩阵不是单位矩阵，具有相关性，二者共同说明该量表是比较适宜做因子分析的。

表 5-14　KMO 测度和巴特利特球体检

取样足够度的 Kaiser-Meyer-Olkin 度量		0.854
Bartlett 的球形度检验	近似卡方	1 585.375
	df	91
	Sig.	0.000

通过因子分析得到了旋转后的因子负荷矩阵（表 5-15）。从表中可以看出，产生了 3 个主成分因子，各因子的所有指标因子的负荷都在 0.5 以上，说明这些因子和它们各自所包含的原始变量之间有较强的相关性。

表 5-15　旋转后的推力因子负荷矩阵

	成分		
	1	2	3
M 增长知识，增加见闻	0.862		
N 提高生态环保意识	0.804		
O 丰富旅游经历	0.794		
K 感受异地风土人情和民俗文化	0.699		
L 探险猎奇，满足好奇心	0.659		
C 体验森林宁静的氛围		0.824	
B 亲近较原始的森林		0.798	
D 感受森林舒适健康的环境		0.756	
A 欣赏自然山水风光		0.706	
I 休养身心		0.522	
F 摆脱单调乏味的日常生活			0.851
E 消磨时间			0.719
G 摆脱城市喧嚣的生活环境			0.674
H 释放工作和生活压力			0.529

表 5-16 为解释的总方差表。在解释的总方差中，保留了特征值大于或等于 1 的因子，结果得到三大因子，从解释的总方差表中可以看出这三大因子共解释了 61.529%的总方差，可以概括原始变量近 7 层的信息，因而可以用这三大因子代替原来的 14 个变量。

表 5-16　推力因子总方差解释表

成分	初始特征值			提取平方和载入			旋转平方和载入		
	合计	方差百分比/%	累积/%	合计	方差百分比/%	累积/%	合计	方差百分比/%	累积/%
1	5.113	36.523	36.523	5.113	36.523	36.523	3.164	22.598	22.598
2	1.971	14.076	50.599	1.971	14.076	50.599	3.139	22.419	45.018
3	1.53	10.93	61.529	1.53	10.93	61.529	2.312	16.511	61.529
4	0.916	6.54	68.069						
5	0.662	4.727	72.796						
6	0.635	4.533	77.329						
7	0.592	4.231	81.56						
8	0.527	3.763	85.322						
9	0.424	3.025	88.348						
10	0.411	2.933	91.281						
11	0.382	2.726	94.006						
12	0.302	2.16	96.166						
13	0.281	2.01	98.176						
14	0.255	1.824	100						

采用主成分分析法提出推力动机的主因子。根据森林保健旅游者出游推力动机各个因子的实际内涵和所包含的因素，把 3 个因子分别命名为："学习知识"、"回归自然"和"逃离烦扰"，具体见表 5-17。

表 5-17　森林保健旅游者推力动机因子命名和负荷表

推力量表层面	因素负荷量	特征值	方差解释量/%	累计方差解释量/%	Cronbach's α 系数
因素一：学习知识		5.113	22.598	22.598	0.854
M 增长知识，增加见闻	0.862				
N 提高生态环保意识	0.804				
O 丰富旅游经历	0.794				
K 感受异地风土人情和民俗文化	0.699				
L 探险猎奇，满足好奇心	0.659				
因素二：回归自然		1.971	22.419	45.018	0.817
C 体验森林宁静的氛围	0.824				
B 亲近较原始的森林	0.798				
D 感受森林舒适健康的环境	0.756				
A 欣赏自然山水风光	0.706				
I 休养身心	0.522				
因素三：逃离烦扰		1.530	16.511	61.529	0.735
F 摆脱单调乏味的日常生活	0.851				
E 消磨时间	0.719				
G 摆脱城市喧嚣的生活环境	0.674				
H 释放工作和生活压力	0.529				

第一个因子包含的项目为增长知识、提高生态环保意识、丰富旅游经历、感受异地文化和满足好奇心，主要是与知识学习有关的，可解释全部因子的 22.598%，为首要的推力因子，因此命名为"学习知识"。第二个因子主要与感受大自然有关，如体验森林宁静氛围和舒适环境、亲近较原始的森林、欣赏自然风光、休养身心，可解释全部因子的 22.491%，因此命名为"回归自然"。第三个因子主要与逃离烦扰有关，包含"摆脱单调乏味的日常生活"、"消磨时间"、"摆脱城市喧嚣的生活环境"和"释放工作和生活压力"几个要素，故命名为"逃离烦扰"，解释了全部因子的 16.511%。由信度检验结果可知，各个因子的信度系数都超过 0.7，说明推力动机的测量具有很高的内部一致性。

5.8.3　森林保健旅游者拉力动机的因子分析

采用 SPSS17.0 对推力动机的 15 项测量指标进行因子分析，采用主成分分析法提取因子。根据旋转后因素负载值至少应大于 0.50 的因素提取标准（荣泰生，2005），删除了"增强运动，增进健康"这一指标，并再次进行因子分析。由表 5-14 中的结果显示，KMO 测度的值为 0.854，巴特利特球体检验的 x^2 统计值的显著性概率很小，小于 1%，说明数据相关矩阵不是单位矩阵，具有相关性，二者共同说明该量表是比较适宜做因子分析的。

同样的对拉力动机进行因子分析。首次进行因子分析时，"景区外部交通"这一指标在各主成分因子负荷值都小于 0.5，予以剔除，并再次进行因子分析。结果得到 KMO 测度的值为 0.922，巴特利特球体检验的 x^2 统计值的显著性概率很小，因此拉力量表具有很高的效度，适宜做因子分析。软件处理结果见表 5-18。

表 5-18　KMO 测度和 Bartlett 的检验

取样足够度的 Kaiser-Meyer-Olkin 度量		0.922
Bartlett 的球形度检验	近似卡方	3 015.663
	df	210
	Sig.	0.000

通过因子分析得到了旋转后的因子负荷矩阵（表 5-19）。从表中可以看出，产生了 4 个主成分因子，各因子的所有指标因子的负荷都在 0.5 以上，说明这些因子和它们各自所包含的原始变量之间有较强的相关性。

表 5-19　旋转后的拉力因子负荷矩阵

	成分			
	1	2	3	4
T 食宿接待人员服务质量高	0.786			
S 景区服务人员服务质量高	0.772			
U 旅游地居民对待游客态度友好	0.741			
R 导游的环境讲解水平高	0.728			
W 旅游产品价格合理	0.68			
V 旅游景区知名度高	0.676			
D 地表水清洁		0.78		
C 空气清洁		0.772		
B 空气负氧离子浓度高		0.737		
F 森林气候舒适		0.679		
A 森林自然环境安静		0.647		
G 辐射（光电、天然放射性）安全		0.585		
E 植物释放出的气味芳香		0.567		
I 森林自然景观优美		0.501		
K 森林保健旅游活动丰富			0.821	
J 森林文化或民俗丰富			0.819	
L 基础设施（水电、通讯等）完善			0.59	
M 接待设施（食宿条件）完善				0.709
N 森林健身设施完备				0.685
O 导引导览系统完善				0.625
P 安全保障体系健全				0.538

　　表 5-20 为解释的总方差表。在解释的总方差中，保留了特征值大于或等于 1 的因子，结果得到四大因子，从解释的总方差表中可以看出这四大因子共解释了 63.442% 的总方差，可以概括原始变量近 7 层的信息，因而可以用这四大因子代替原来的 21 个变量。

表 5-20　拉力因子总方差解释表

成分	初始特征值			提取平方和载入			旋转平方和载入		
	合计	方差百分比/%	累积/%	合计	方差百分比/%	累积/%	合计	方差百分比/%	累积/%
1	8.689	41.377	41.377	8.689	41.377	41.377	4.276	20.361	20.361
2	2.107	10.032	51.409	2.107	10.032	51.409	3.952	18.819	39.18
3	1.485	7.071	58.48	1.485	7.071	58.48	2.59	12.333	51.513
4	1.042	4.961	63.442	1.042	4.961	63.442	2.505	11.929	63.442
5	0.803	3.824	67.266						
6	0.713	3.396	70.662						
7	0.657	3.129	73.791						
8	0.607	2.892	76.683						
9	0.583	2.776	79.459						
10	0.528	2.515	81.975						
11	0.5	2.382	84.356						
12	0.446	2.123	86.479						
13	0.422	2.01	88.489						
14	0.384	1.827	90.316						
15	0.353	1.679	91.996						
16	0.348	1.658	93.653						
17	0.319	1.518	95.171						
18	0.301	1.435	96.606						
19	0.278	1.323	97.93						
20	0.241	1.147	99.076						
21	0.194	0.924	100						

　　根据森林保健旅游者出游拉力动机各个因子的实际内涵和所包含的因素，把四个因子分别命名为："服务质量"、"森林环境资源"、"森林活动与文化"和"设施设备"，具体见表 5-21。

表 5-21　森林保健旅游者拉力动机因子命名和负荷表

拉力量表层面	因素负荷量	特征值	方差解释量/%	累计方差解释量/%	Cronbach's α 系数
因素一：服务质量		8.689	20.36	20.36	0.881
T 食宿接待人员服务质量高	0.786				
S 景区服务人员服务质量高	0.772				
U 旅游地居民对待游客态度友好	0.741				
R 导游的环境讲解水平高	0.728				
W 旅游产品价格合理	0.68				
V 旅游景区知名度高	0.676				
因素二：森林环境资源		2.107	18.82	39.18	0.783
D 地表水清洁	0.78				
C 空气清洁	0.772				
B 空气负氧离子浓度高	0.737				
F 森林气候舒适	0.679				
A 森林自然环境安静	0.647				
G 辐射（光电、天然放射性）安全	0.585				
E 植物释放出的气味芳香	0.567				
I 森林自然景观优美	0.501				
因素三：森林活动与文化		1.485	12.33	51.51	0.790
K 森林保健旅游活动丰富	0.821				
J 森林文化或民俗丰富	0.819				
L 基础设施（水电、通讯等）完善	0.59				
因素四：设施设备		1.042	11.93	63.44	0.830
M 接待设施（食宿条件）完善	0.709				
N 森林健身设施完备	0.685				
O 导引导览系统完善	0.625				
P 安全保障体系健全	0.538				

　　第一个因子主要与食宿接待人员、景区服务管理人员、旅游地居民、导游等的服务质量有关，而旅游产品价格与景区知名度虽然也属于这个因子，但是各种人员服务质量上的因子载荷值较大，因此将这个因子命名为"服务质量"，这个因子共解释了全部因子的 20.361%。第二个因子包含的项目有八个，主要是地表水、空气、负氧离子浓度、森林气候等森林保健因子，可解释全部因子的 18.819%，

因此命名为"森林环境资源"。第三个因子包含两条指标：森林保健旅游活动和森林文化或民俗，共解释全部因子的 12.333%，因此命名为"森林活动与文化"。第四个因子主要与设施设备有关，如接待设施、健身设施、导引导览系统和安全保障体系，因此命名为"设施设备"，共解释全部因子的 11.929%。由信度检验结果可知，各个因子的信度系数都超过 0.7，说明拉力动机的测量具有很高的内部一致性。

5.9 森林保健旅游动机推拉力方差分析

为了研究社会人口学特征与推拉动机各因子是否具有显著性差异，使用独立样本 T 检验来研究不同性别的游客在各变量的均值上是否存在显著差异；使用单因素方差分析研究不同年龄、教育水平、职业、常住地和家庭人均月收入的游客在各变量上的差异性。

5.9.1 性别属性下的推拉各因子差异分析

对不同性别的旅游者，采用独立样本 T 检验的方法进行差异性检验，检验结果如表 5-22 所示。

表 5-22 性别在推拉各因子上的独立样本 T 检验结果

研究变量	性别				T	P
	男（n=116）		女（n=158）			
	平均数	标准差	平均数	标准差		
服务质量	4.1	0.617	4.09	0.655	0.14	0.703
环境资源	4.32	0.574	4.39	0.484	−1.013	0.53
文化与活动	3.97	0.723	4.01	0.702	−0.452	0.497
设施设备	4.15	0.658	4.14	0.614	0.178	0.567
学习知识	3.82	0.827	3.9	0.67	−0.798	0.011
回归自然	4.46	0.526	4.35	0.539	1.643	0.521
逃离烦恼	3.89	0.693	3.78	0.718	1.296	0.52

注：P 值是接受两均值存在差异这个假设可能犯错的概率。

由表 5-22 可知，不同性别的游客在"学习知识"的感知上有显著差异，且女性感知略高于男性，而在其他因子上 P 值高于 0.05，说明性别对其他因子不存在显著差异。

5.9.2 年龄属性下的推拉各因子差异分析

不同年龄段的森林保健旅游者在拉力维度的所有因子上都存在显著差异。在服务质量因子上，大致呈现出年龄越小感知越强烈的趋势；在环境资源因子上，均值差异不大，15～24 岁的感知最为强烈；在文化与活动因子上，15～24 岁与 25～44 岁年龄段的感知最为强烈，而 65 岁及以上的感知最弱，这与老年人对安稳和安静环境的追求有关；在设施设备因子上，基本呈现出越年轻感知越强烈的趋势。

不同的年龄段在推力维度上没有显著差异。

表 5-23　年龄对推拉因子影响的方差分析

研究变量	年龄										F	P
	14 岁及以下 $N=9$		15～24 岁 $N=60$		25～44 岁 $N=136$		45～64 岁 $N=64$		65 岁及以上 $N=5$			
	平均数	标准差	平均数	标准差	平均数	标准差	平均数	标准差	平均数	标准差		
服务质量	4.24	0.59	4.22	0.653	4.14	0.614	3.87	0.635	3.9	0.703	3.076	0.017
环境资源	4.46	0.28	4.47	0.493	4.42	0.485	4.13	0.594	4.2	0.52	4.699	0.001
文化与活动	3.96	0.696	4.08	0.77	4.08	0.669	3.78	0.718	3.6	0.435	2.619	0.035
设施设备	4.36	0.885	4.35	0.515	4.16	0.626	3.9	0.648	3.95	0.411	4.576	0.001
学习知识	4.18	0.731	3.95	0.76	3.89	0.76	3.69	0.684	3.96	0.358	1.557	0.186
回归自然	4.62	0.561	4.46	0.451	4.43	0.533	4.26	0.579	4.2	0.707	1.915	0.108
逃离烦恼	3.42	0.685	3.88	0.746	3.9	0.636	3.72	0.787	3.35	0.822	2.128	0.078

5.9.3 受教育水平属性下的推拉各因子差异分析

受教育水平不同，在回归自然、逃离烦恼因子上的感知存在显著差异。由表

5-24 可知，受教育水平越高，其回归自然和逃离烦恼的需求越大，硕士及以上学历的需求最大。这可能是因为受教育水平越高，其脑力劳动强度越大，工作挑战性越大，因而对回归自然和逃离烦恼的需求越大。而受教育水平在服务质量、环境资源等其他因子上不存在显著差异。

表 5-24　受教育水平对推拉因子影响的方差分析

研究变量	受教育水平								F	P
	初中及以下 N=23		高中/中专 N=64		本科/大专 N=172		硕士及以上 N=15			
	平均数	标准差	平均数	标准差	平均数	标准差	平均数	标准差		
服务质量	4.03	0.674	4.03	0.717	4.12	0.607	4.24	0.587	0.661	0.576
环境资源	4.2	0.539	4.36	0.474	4.36	0.541	4.59	0.454	1.698	0.168
文化与活动	3.75	0.637	3.94	0.773	4.06	0.708	3.84	0.452	1.692	0.169
设施设备	3.98	0.797	4.1	0.657	4.18	0.601	4.17	0.595	0.868	0.458
学习知识	3.81	0.776	3.87	0.671	3.87	0.769	3.93	0.704	0.088	0.967
回归自然	4.17	0.742	4.32	0.505	4.44	0.506	4.59	0.515	2.939	0.034
逃离烦恼	3.28	0.816	3.83	0.766	3.88	0.637	4.07	0.759	5.667	0.001

5.9.4　职业属性下的推拉各因子差异分析

通过方差分析得知，显著性差异表现在环境资源、回归自然和逃离烦恼 3 个因子上。对于环境资源，学生和工人的得分最高，离退休人员的得分最低。这也许因为学生对于环境资源的理解更加透彻，而工人由于长期工作的不良环境表现出对优越自然环境的追求。对于回归自然，学生的得分最高，达到 4.64，说明其动机非常强烈。对于逃离烦恼，工人的需求最高（4.2），而离退休人员的需求最低（3.02），这在一定程度上是与现实相符合的。

5.9.5　常住地属性下的推拉各因子差异分析

对于居住在城市、城郊和农村的不同游客来说，其显著性差异存在于学习知识和回归自然因子上。城郊游客对于学习知识的渴求最大（4.18），而城市游客最小（3.82）。城市游客想要通过森林保健旅游达到回归自然目的的动机最大，均值达到 4.44，而农村游客最小，均值为 4.17。这可能是因为农村的自然环境相对较好，游客会选择其他类型的旅游目的地达到回归自然的目的。

表 5-25　职业对推拉因子影响的方差分析

研究变量	职业									
	公务员 N=33		企事业管理人员 N=57		专业人员/文教科技 N=69		服务销售人员 N=20		工人 N=14	
	平均数	标准差	平均数	标准差	平均数	标准差	平均数	标准差	平均数	标准差
服务质量	4.13	0.6	4.07	0.597	4.08	0.698	4.15	0.535	4.19	0.803
环境资源	4.38	0.609	4.44	0.43	4.35	0.5	4.27	0.439	4.46	0.458
文化与活动	4.08	0.646	3.91	0.779	4.13	0.737	4.18	0.597	3.88	0.674
设施设备	4.3	0.513	4.04	0.658	4.14	0.601	4.09	0.675	4	0.7
学习知识	3.62	0.839	3.78	0.777	3.92	0.66	4.12	0.63	3.97	0.78
回归自然	4.58	0.449	4.45	0.471	4.32	0.519	4.4	0.435	4.43	0.537
逃离烦恼	3.93	0.674	3.92	0.667	3.79	0.611	3.95	0.577	4.2	0.637

研究变量	职业								F	P
	农民 N=6		学生 N=41		离退休人员 N=10		其他 N=24			
	平均数	标准差	平均数	标准差	平均数	标准差	平均数	标准差		
服务质量	3.92	0.861	4.26	0.557	3.63	0.576	4	0.652	1.195	0.302
环境资源	4.06	0.466	4.49	0.493	3.93	0.657	4.24	0.672	1.984	0.049
文化与活动	4.17	0.753	3.97	0.698	3.63	0.745	3.76	0.585	1.393	0.199
设施设备	4.08	0.753	4.39	0.6	3.93	0.613	4.01	0.69	1.627	0.117
学习知识	3.9	0.616	4.08	0.706	3.44	0.617	3.81	0.812	1.832	0.071
回归自然	3.8	0.593	4.64	0.39	3.76	0.735	4.24	0.659	5.335	0
逃离烦恼	3.83	0.944	3.75	0.798	3.08	1.054	3.7	0.703	2.44	0.015

表 5-26　常住地类型对推拉因子影响的方差分析

研究变量	常住地						F	P
	城市 N=223		城郊 N=29		农村 N=22			
	平均数	标准差	平均数	标准差	平均数	标准差		
服务质量	4.09	0.622	4.18	0.711	4.08	0.714	0.281	0.755
环境资源	4.37	0.519	4.4	0.459	4.24	0.651	0.649	0.523
文化与活动	3.99	0.688	4.2	0.799	3.8	0.774	1.989	0.139
设施设备	4.15	0.633	4.3	0.557	3.91	0.666	2.455	0.088
学习知识	3.82	0.745	4.18	0.586	3.9	0.799	3.035	0.05
回归自然	4.44	0.502	4.27	0.615	4.17	0.677	3.467	0.033
逃离烦恼	3.84	0.663	3.9	0.857	3.63	0.922	1.063	0.347

5.9.6 家庭人均月收入属性下的推拉各因子差异分析

从表 5-27 中可以看出，家庭人均月收入在各个变量上的概率值 P 值都大于显著性水平 0.05，说明收入对森林保健旅游的推力和拉力动机没有显著影响。这与前文分析的费用预算并不是游客选择森林保健旅游目的地时考虑的重点因素相符合。说明随着当今社会经济水平和人们生活水平的提高，经济条件对旅游的制约正逐步弱化。

表 5-27　收入对推拉因子影响的方差分析

研究变量	家庭人均月收入										F	P
	1 000 及以下 N=22		1 001～2 000 N=64		2 001～3 000 N=109		3 001～5 000 N=46		5 000 以上 N=33			
	平均数	标准差	平均数	标准差	平均数	标准差	平均数	标准差	平均数	标准差		
服务质量	3.88	0.639	4.09	0.711	4.14	0.62	4.12	0.599	4.06	0.602	0.834	0.504
环境资源	4.27	0.6	4.33	0.505	4.39	0.519	4.34	0.581	4.42	0.454	0.439	0.78
文化与活动	4	0.651	3.93	0.745	4.01	0.771	4.04	0.631	3.99	0.592	0.214	0.931
设施设备	4.09	0.671	4.13	0.708	4.19	0.616	4.11	0.572	4.1	0.603	0.301	0.877
学习知识	3.91	0.885	3.84	0.652	3.94	0.77	3.8	0.672	3.76	0.806	0.544	0.704
回归自然	4.31	0.591	4.3	0.586	4.46	0.482	4.39	0.592	4.47	0.468	1.159	0.329
逃离烦恼	3.82	0.695	3.7	0.798	3.86	0.71	4.03	0.613	3.68	0.607	1.885	0.113

5.10　变量之间相关性分析

相关分析研究变量之间密切程度，相关系数能描述这种线性关系程度和方向，通常采用系统默认的 Pearson 系数。也采用 Pearson 相关分析来检验推拉动机之间、推拉动机分别与重游意愿的相互关系。

5.10.1 森林保健旅游者推力动机与拉力动机的相关分析

拉力因子与推力因子是相互关系的，且拉力对推力有正向影响，这一点在文献综述中已经说明。本研究中，关于拉力因子与推力因子之间的关系研究，采用 Pearson 相关分析法。由于拉力动机由 4 个因子组成，推力动机由 3 个因子组成，因此采用拉力动机的因子对推力动机的因子分别进行验证。同时，又由于拉力动机之间、推力动机之间相互独立，故不需分别考虑各因子之间的相互影响。分析得到表 5-28 的结果。

表 5-28　推拉维度各因子的相关分析

拉力维度	相关性	推力维度		
		学习知识	回归自然	逃离烦恼
服务质量	Pearson 相关性	0.362^{**}	0.422^{**}	0.270^{**}
	显著性（双侧）	0.000	0.000	0.000
	N	274	274	274
环境资源	Pearson 相关性	0.182^{**}	0.422^{**}	0.195^{**}
	显著性（双侧）	0.003	0	0.001
	N	274	274	274
文化与活动	Pearson 相关性	0.290^{**}	0.175^{**}	0.237^{**}
	显著性（双侧）	0.000	0.004	0.000
	N	274	274	274
设施设备	Pearson 相关性	0.250^{**}	0.354^{**}	0.271^{**}
	显著性（双侧）	0.000	0.000	0.000
	N	274	274	274

注：** 在 0.01 水平（双侧）上显著相关。

由相关分析的结果说明，拉力维度的所有因子与推力维度的所有因子的显著性水平都小于 0.05，并且相关系数都为正值，这表明森林保健旅游者目的地属性的拉力动机与自身出游欲望的推力动机正相关。比较 Pearson 相关系数值的大小，发现"服务质量"与"回归自然"之间的相关性最大（0.422），而"文化与活动"与"回归自然"之间的正相关性最弱（0.175）。

由此可知，假设"森林保健旅游者旅游动机的拉力与推力显著正相关"成立。

5.10.2 森林保健旅游者推力动机与重游意愿的相关分析

表 5-29 是推力动机与重游意愿相关分析的结果。由表可知，推力维度的所有

因子与重游意愿的显著性水平都小于 0.05，并且相关系数都为正值，这表明森林保健旅游者的推力动机与重游意愿有较强的正相关性。从 Pearson 相关系数值的大小发现回归自然与重游意愿之间的相关性最大（0.273），而与逃离烦恼之间的相关性最弱（0.179）。

表 5-29　推力与重游意愿的相关分析

		学习知识	回归自然	逃离烦恼
重游意愿	Pearson 相关性	0.232**	0.273**	0.179**
	显著性（双侧）	0	0	0.003
	N	274	274	274

注：** 在 0.01 水平（双侧）上显著相关。

相关分析说明了推力动机与重游意愿的相互关系，至于因子之间是否存在因果关系，本研究将通过逐步回归分析方法进行检验。

5.10.3　森林保健旅游者拉力动机与重游意愿的相关分析

由表 5-30 可知，拉力维度的服务质量、环境资源和设施设备与重游意愿的显著性水平都小于 0.05，表明森林保健旅游者的拉力动机的服务质量、环境资源和设施设备因子与重游意愿有较强的正相关性。而文化与活动动机对重游意愿没有显著影响。比较 Pearson 相关系数值的大小，发现服务质量与重游意愿之间的相关性最大（0.257），而与设施设备的正相关性最弱（0.198）。

表 5-30　拉力因子与重游意愿的相关分析

		服务质量	环境资源	文化与活动	设施设备
重游意愿	Pearson 相关性	0.257**	0.234**	0.104	0.198**
	显著性（双侧）	0	0	0.085	0.001
	N	274	274	274	274

注：** 在 0.01 水平（双侧）上显著相关。

5.11　游客对神农谷景区的重游意愿

5.11.1　重游意愿

游客对神农谷重游意愿的评价上，研究以"下次还会来神农谷旅游"测试语句进行测量，维度"非常同意~非常不同意"的均值为 3.83，表明游客总体的重游意愿为"一般"的态度，没有表现出非常强烈的重游意愿。因此，神农谷景区未来要充分重视和提高游客的重游率问题。

5.11.2 回归分析

相关分析判断各因素之间是否存在关系以及关系的紧密程度与方向，回归分析则可进一步指出关系的方向，并能进一步说明因素之间是否存在因果关系，还能检验影响变量的显著程度和比较它们的作用大小。本研究运用逐步回归的方法分析森林保健旅游者推力动机与重游意愿、拉力动机与重游意愿的关系。

（1）推力动机与重游意愿的回归分析

通过逐步回归分析的方法，以重游意愿为因变量，以推力的 3 个因子为自变量进行回归，进一步考察推力因子对重游意愿的影响。结果如下：

表 5-31　推力因子对重游意愿的回归分析

因变量	模型	进入模型顺序	β	t	Sig.	R^2	调整后的 R^2	Sig.	F 值
重游意愿	1	（常量）	1.723	3.784	0	0.074	0.071	0.00	21.831
		回归自然	0.48	4.672	0				
	2	（常量）	1.446	3.097	0.002	0.093	0.086	0.00	13.855
		回归自然	0.378	3.409	0.001				
		学习知识	0.188	2.349	0.02				

由表 5-31 调整判定系数可知，回归方程解释了总变异的 8.6%。从每个模型的 F 统计值显著性小于 0.01，说明每个模型的总体回归效果都是显著的。

从自变量因子进入模型的顺序来看，回归自然最先进入模型，说明其偏回归变差（对重游意愿的贡献）最大，其次是学习知识。而逃离烦恼没有进入回归方程，说明逃离烦恼对于重游意愿没有统计上显著的解释和预测能力。

通过分析，得到标准回归方程：

重游意愿=1.446+0.378×回归自然+0.188×学习知识

上述等式表明，旅游者所感知到的回归自然价值越高，其重游意愿越强烈，且旅游者感知到的学习知识价值越高，其重游意愿也会越强烈，呈正相关关系。

由此可知，推力动机的回归自然和学习知识因子对重游意愿有显著的正向影响，而逃离烦恼没有显著影响。

因此，假设 2 部分成立。

（2）森林保健旅游者拉力动机与重游意愿的回归分析

同样地，运用回归分析的方法验证拉力因子对重游意愿的影响。表 5-32 是以重游意愿为因变量，以拉力的 4 个因子为自变量进行逐步回归的结果。从调整判定系数可知，回归方程解释了总变异的 7.3%。从每个模型的 F 统计值显著性小于 0.01，说明每个模型的总体回归效果都是显著的。

从自变量因子进入模型的顺序来看，服务质量最先进入模型，说明其偏回归变差（对重游意愿的贡献）最大，其次是环境资源。而文化与活动、设施设备没有进入回归方程，说明二者对于重游意愿没有统计上显著的解释和预测能力。

表 5-32　拉力因子对重游意愿的回归分析

因变量	模型	进入模型顺序	β	t	Sig.	R^2	调整后的 R^2	Sig.	F 值
重游意愿	1	（常量）	2.279	6.352	0	0.066	0.063	0	19.286
		服务质量	0.38	4.392	0				
	2	（常量）	1.643	3.43	0.001	0.08	0.073	0	11.731
		服务质量	0.274	2.701	0.007				
		环境资源	0.246	1.992	0.047				

通过分析，得到标准回归方程：

$$重游意愿=1.643+0.274×服务质量+0.246×环境资源$$

上述等式表明，旅游者所感知到的服务质量价值越高，其重游意愿越强烈，且旅游者感知到的环境资源价值越高，其重游意愿也会越强烈，呈正相关关系。

由此可知，拉力动机的服务质量和环境资源因子对重游意愿有显著的正向影响，而文化与活动、设施设备没有显著影响。

因此，假设 3 部分成立。

5.12　森林保健旅游者特征总结

森林保健旅游是一种新兴的旅游类型，随着城市化进程的加快、亚健康问题的加剧，市场对森林保健旅游的需求越来越大。有的学者，特别是生态学和旅游学方面的学者意识到了森林保健旅游的重要性，并在研究上取得了一定的成果，但是总的来说，目前研究还不够深入。以推拉理论为基础，以神农谷为实证研究对象，对来神农谷的游客进行调查，主要研究森林保健旅游者的旅游推拉动机及其与重游意愿的关系，并通过数据分析获取结论，为景区更好地把握市场、提高重游率提供指导和建议。

5.12.1 梳理了森林保健旅游理论成果

森林保健旅游最大的特点在于利用森林保健资源的功效消除城市亚健康。在大量文献阅读的基础上，提出了森林保健旅游的概念，并总结出其具有自然健康性、可持续性、功能多重性、广泛适应性和参与体验性等特征。同时，研究了德国、日本、韩国等森林保健旅游发展较好的国家的发展现状和成果，并从森林保健资源、森林保健旅游产品和开发策略总结我国的研究成果和不足。

5.12.2 归纳了森林保健旅游者出游行为特征

调查分析发现，绝大部分（85.6%）游客喜欢森林，游客对于森林所具有的强身健体、修身养性、提神醒脑和延年益寿的功效认知比较高，而对于修复保健和医疗保健的认知较低。在选择森林保健旅游目的地的影响因素中，游客最关注景区原生态性（62%），其次是交通便利性和安全，而受费用预算、身体状况、空间距离和景区健身娱乐活动的影响较少。大部分游客愿意花 2 天（41.6%）或者 3 天（33.9%）进行一次森林保健旅游，并且游客最喜欢的森林保健旅游产品为森林浴场（52.20%）和空气负离子呼吸区（47.10%），而森林医院、森林休疗所、中医保健养生等将疗养与森林相结合的产品还未得到市场的认可。

目前，来神农谷旅游的游客主要以团队为主，散客约占 30%。亲友推荐（45.60%）是游客获取神农谷信息的最主要的途径，说明神农谷具备良好的口碑效应，这为游客的重游和景区今后的长远发展奠定基础。总体来说，游客对神农谷旅游的满意度和重游意愿上都持"一般"态度，景区要在提升游客满意度和忠诚度方面做出努力。在当今旅游散客化浪潮汹涌的趋势下，神农谷可以通过完善交通、扩大宣传等方式吸引更多的散客旅游者。

5.12.3 提炼出森林保健旅游者的推拉动机

通过大量的文献分析，从推力和拉力两个方面编制了李克特五级的森林保健旅游者的旅游推拉动机量表。通过调查和数据描述性分析得知，推力动机中，森林保健旅游者对于自然和森林环境的向往比较强烈，以"欣赏自然山水风光"、"亲近较原始的森林"、"体验森林宁静的氛围"和"感受森林舒适健康的环境"为主，均值都超过 4.4，而"消磨时间"的均值最低，只有 3.31。拉力动机中，森林环境资源对游客的吸引力最大，以"森林自然环境安静"、"空气清洁"、"地表水清洁"和"空气负氧离子浓度高"为主，均值都超过 4.4，而"森林保健旅游活动丰富"的吸引力最低，只有 3.9。

通过因子分析，森林保健旅游者推力动机共包含 3 个因子：学习知识、回归自然、逃离烦恼；拉力动机包含 4 个因子：服务质量、环境资源、文化与活动、设施设备。通过 Pearson 相关分析，得到拉力维度的所有因子与推力维度的所有因子显著正相关，并且"服务质量"与"回归自然"之间的相关性最大，"文化与活动"与"回归自然"之间的相关性最弱。

运用独立样本 T 检验和方差分析方法研究不同社会人口统计特征游客与推拉动机的差异。结果表明，性别差异只存在于"学习知识"因子上；年龄在所有拉力因子上有显著差异，而与所有推力因子都不存在显著差异。受教育水平在回归自然、逃离烦恼因子上的感知存在显著差异，并且受教育水平越高，其回归自然和逃离烦恼的需求越大，而在服务质量、环境资源等其他因子上不存在显著差异。对于职业分类，显著性差异表现在环境资源、回归自然和逃离烦恼 3 个因子上。从居住地类型来说，显著性差异存在于学习知识和回归自然因子上，城郊游客学习知识的渴求最大，城市游客回归自然目的的动机最大。而家庭人均月收入对森林保健旅游的推力和拉力动机都没有显著影响，这说明经济条件对旅游的制约正逐步弱化。

5.12.4 验证了森林保健旅游者推拉动机与重游意愿的关系

相关分析表明，森林保健旅游者的推力动机对重游意愿有正向影响，且回归自然与重游意愿之间的相关性最大，与逃离烦恼的正相关性最弱。通过逐步回归分析，得到推力因子与重游意愿的标准回归方程：重游意愿=1.446+0.378×回归自然+0.188×学习知识。等式表明回归自然价值越高，游客的重游意愿越强烈，旅游者感知到的学习知识价值越高，其重游意愿也会越强烈。

通过相关分析，拉力维度的服务质量、环境资源和设施设备对重游意愿有正向影响，并且服务质量与重游意愿之间的相关性最大，与设施设备的相关性最弱。而文化与活动动机对重游意愿没有显著影响。通过逐步回归分析，得到拉力因子与重游意愿的标准回归方程：重游意愿=1.643+0.274×服务质量+0.246×环境资源。等式表明，旅游者所感知到的服务质量价值越高，其重游意愿越强烈，旅游者感知到的环境资源价值越高，其重游意愿也会越强烈。

5.13 神农谷开发森林保健旅游产品的对策

通过以上关于旅游动机与重游意愿的研究，以及对神农谷景区游客出游行为特征、景区满意度等方面的研究，为加强景区的建设、激发游客的出游动机和提升游客满意度和重游率提供了基础，有利于景区的长远发展。

5.13.1 加强景区环境保护，保持原生态性

森林生态环境是开展森林保健旅游的基础，通过调查可知，"景区原生态性"是游客选择森林保健旅游目的地最关注的因素，而且游客对神农谷景区的自然环境资源具有最高的满意度。因此，保护环境、保持景区原生态性是神农谷景区最为重要的工作任务。

5.13.2 完善景区设施设备，提升游客满意度

导游的环境讲解水平高、基础设施、森林保健旅游活动、导引导览系统和森林健身设施完备是神农谷游客满意度最低的方面。建议景区定期对导游进行培训，加强导游对森林生态、自然环境资源等方面知识的学习。同时，景区要在设施设备方面加以提升，不断提高游客满意度。另外，炎陵县城至神农谷景区的旅游大巴每天只有一趟，这对没有自驾车的散客旅游者是非常不方便的，不利于发展散客旅游。因此建议在交通便利性做出一些改善。

5.13.3 加强市场宣传，开发合适的森林保健旅游产品

神农谷景区具有良好的口碑效应，亲友推荐是游客获取信息的主要途径，这对景区是十分有利的。但景区应在继续做好传统媒介宣传的同时利用新兴媒介，扩大宣传，普及森林保健旅游所具有的健康保健作用，引导健康消费，开发诸如森林浴场和空气负离子呼吸区等符合市场喜好的森林保健旅游产品。

5.13.4 把握游客特点，实行重点营销

通过受访者的人口社会学特征与推拉动机的方差分析得知性别、年龄、受教育水平、职业和常住地影响旅游推拉动机。如各个年龄段的人都关注环境资源；越年轻其服务质量、设施设备和文化与活动的动机越强烈；受教育水平越高，回归自然和逃离烦恼的需求越大；城郊游客学习知识的渴求最大，城市游客回归自然的动机最大。根据这些特点，不断开展差异化营销和重点营销，刺激游客的森

林保健旅游出游欲望。

5.13.5　提升游客价值，提高重游意愿

由旅游的推拉动机与重游意愿的回归分析，得到重游意愿与回归自然、学习知识、服务质量和环境资源显著正相关。回归自然价值和学习知识价值越高，其重游意愿也会越强烈；服务质量和环境资源价值越高，其重游意愿也会越强烈。因此，景区应该不断提升游客的回归自然价值、学习知识价值、服务质量价值和环境资源价值，以提高重游意愿。

6 日本森林保健旅游开发

目前日本把国土面积的 15% 划为森林公园，每年约有 8 亿人次去林区游憩、沐浴。随着旅游业的快速发展和人们生态意识的加强，森林旅游受到越来越多的重视与欢迎。而森林浴旅游作为森林旅游的重要方式，以其清新自然的环境和独特的疗养功效，日益成为人们缓解压力、愉悦身心、保持健康的最佳方式之一。国际林联（IUFRO）发起了一项从 2007—2011 年为期 5 年的名为"Task Force on Forests and Human Health"的计划，欲加强各国之间的合作以共同研究森林与人类健康的关系（Hannu Raitio, 2008）。为了研究森林的疗养功效，提高国民健康水平，日本率先成立了森林疗法研究会。从"森林浴"的角度出发，日本在森林保健旅游研究的理论和实践上取得了一系列的成果。

6.1 日本森林保健旅游研究概况

日本森林保健旅游的研究成果主要集中于森林浴方面。森林浴最早兴起于欧美等发达国家，德国是开发森林浴的元老，其"气候疗法"、"地形疗法"、"自然健康疗法"都颇负盛名，40% 的德国人每月要去森林休憩一次。另外，法国的"空气负离子浴"、俄罗斯的"芬多精"科学、韩国的"休养林构想"（朴范镇等，2009）等也在一定程度上促进了森林浴的普及和发展。

日本林野厅于 1982 年首次提出森林浴，引进德国的森林疗法和前苏联的芬多精科学，并结合补充代替医疗和循证医学，开展了大量理论研究及实证研究，同时在国民中大力推广森林浴。日本农林水产省从 2004 年起制定了"灵活应用尖端技术的农林水产研究高度化事业"的 3 年计划，成立专家团队开展对"森林系环境要素带来的生理效应"的科学研究。目前，日本的研究成果主要集中在森林医学上，由大井玄、宫崎良文、平野秀树等专家编写的《森林医学》和《森林医学 II》从心理学、生理学、免疫学及森林学的角度，详细阐述了森林在增进健康预防疾病等方面的作用及其机制，发布了"森林浴可提高人体抗癌能力"、"森林浴可提高免疫力"等最新研究成果，并制定了森林疗法的生理评价体系、森林疗法的设计技巧等（恒次祐子等，2007），不仅科学证明了森林浴的良好效果，还为森林浴的开发与推广等提供了具体参考。还有许多学者从行政、环境、工学等角度对其进行了研究。如平野秀树（2007）在《森林环境政策及森林疗法》中从行政的观点阐述了森林浴对社会的重大意义，并探讨了森林疗养基地的建设及今后的研究课题。小林昭雄（2007）在《创造治愈空间的森林所透露出来的信息》中从工学的视点分析了森林浴的兴起迎合了现在日本国民健康运动，并揭示了森林浴对于增进国民健康、减少因健康问题所带来的医疗费用和财政支出、构建人类与植物良好关系的生活方式的重要意义。香川隆英等（2007）对森林疗法师或向导在森林浴中所起的作用进行了研究，表明有向导的森林浴其效果更加显著。今后，日本将对森林浴效果的个人差异、森林浴效果的测定指标等进行更加深入的研究。

6.2　日本森林保健旅游产生的背景

6.2.1　资源背景

通过森林浴形式进行森林保健旅游最基本的条件就是森林，而这一点日本具有毋庸置疑的优势。根据日本林野厅统计，日本森林面积 2 512 万 hm^2，而日本国土面积为 3 779 万 hm^2，即森林覆盖面积占国土面积的 2/3。森林浴的另一个重要因素是树木散发的芬多精，即一种能够起到消除疲劳、缓和压力、安神放松作用的物质。目前普遍认为的是，芬多精含量较多的是针叶林，比如松树、杉树等。而据林野厅统计表明，日本的针叶林占到了 53%，人工林中几乎 98%全部为针叶林。可见，日本适合森林浴的森林资源是十分丰富的。

6.2.2　社会背景

首先，从人们进行森林保健旅游的动机来看，大多数是以放松身心、保持健康为目的的。在日本，几近 2/3 的人是因为生活习惯病而死亡的。生活习惯病即由于不好的生活习惯（运动不足、吸烟、饮食生活欧美化等）而积累引发的疾病，包括糖尿病、肥胖症、高血压、高脂血等。为了根治并预防生活习惯病，日本厚生劳动省于 2000 年发起了 21 世纪国民健康运动，而森林浴所产生的良好的疗养效果正好迎合了提高国民健康水平的初衷，是健康运动的一种有效且切实可行的方式之一，并且还可以缓和医疗费用增加所带来的财政负担。其次，从人类的亲林性来看，人们在与大自然接触时，会产生舒适感。其原因之一在于，人类诞生以来有大概 500 万年，但在短短的两百年间，工业革命带来的都市化、人工化、工业化使得人们逐渐远离自然，在人工环境的伴随下，加之工作、学习等各种压力，人们会处于一种紧张状态，但人类以往生存过的森林、草原等风景一直留存在大脑中，所以在潜意识里，人类是乐于亲近森林享受清新自然的森林环境的（宫崎良文，2007）。再次，日本在 2006 年制定了观光立国的政策，确定了在 2010 年国内的旅游消费达到 30 兆日元的目标，森林浴旅游在这个大背景下能够得到进一步的发展。最后，医学上来说，补充代替医疗的发展能够起到一定的预防疾病增进健康的作用，在技术上促进了森林浴的推广。

6.2.3　市场背景

从市场需求角度分析，一个国家或地区人均收入达 1 000 美元时，观光旅游进入火爆时期；当人均收入达 2 000 美元时，度假休闲旅游开始起步；当人均收入达 3 000 美元时，度假休闲旅游将成为旅游的主体，进入普通家庭的生活中。据世界银行 2005 年统计，日本人均 GNI（国民总收入）达到 38 980 美元，在经济条件这方面日本的每一个人几乎都可以成为旅游者。而事实上，观光厅统计数据显示，2008 年日本国内人均消费额有 18.5 万日元（约 2 031 美元）。2003 年内阁府发起了一项关于森林浴的市民调查，67%的被调查者表示为了身心的放松与健康会进行森林浴，70%的人希望森林浴能达到治愈心灵的效果，69%的人希望可以维持身体的健康。另外，从日本国民的消费动向来看，休闲活动占人们消费活动的 34.4%，而观光厅的另外一个统计数据显示，参加工作的游客当中有 34%是以放松身心、振奋精神为目的，可见森林浴等休闲保健类的旅游市场十分广阔。

6.3　日本森林浴基地时空特征

6.3.1　发展较为迅速

日本森林浴基地自 2008 年正式建设，2008 年通过认定的森林浴基地数达到 31 个，步道数达到 4 个，总数为 35 个；而 2009 年森林浴基地数达到 33 个，步道数达到 5 个，总数达到 38 个；2010 年基地步道总数达到了 42 个；截至 2011 年 4 月，日本国内共认定了 44 个森林浴基地及步道（其中基地 39 个，步道 5 个）。由此可知，随着时间的推移，森林浴基地及步道总数呈现上升趋势。

表 6-1　森林浴基地时间变化

时间	2008 年	2009 年	2010 年	2011 年
基地	31	33	37	39
步道	4	5	5	5
总数	35	38	42	44

6.3.2　空间分布广泛

　　1982 年，日本林野厅首次在赤泽召开全国大会，提出了森林浴的概念，从此以后森林浴逐渐在日本国内普及开来。而在 1986 年，林野厅和绿文明学会、地球环境财团共同开展适合森林浴的森林 100 选的评比，从而更大范围地推广森林浴，提高国民健康水平。2004 年，为了对森林浴的效果进行科学的验证，日本率先成立了"森林疗法研究会"（森林セラピー研究会），政府、学术界和企业三方联手，共同致力于森林浴的科学研究。

　　2000 年森林疗法协会成立，确定了四个关联型项目：森林疗养基地和疗养步道的认定、森林疗法的普及和宣传活动、森林浴推进系统的讨论与构建、森林疗法人才养成制度的讨论与构建。此后，日本以森林浴基地为抓手，快速推进森林保健旅游的开发和建设。到 2011 年，日本国内共认定了 42 个森林浴基地及步道（其中基地 32 个，步道 5 个），另外还有北海道津别町和神奈川县山北町两处基地正在申报中，这些基地北至北海道，南至冲绳，几乎覆盖日本所有县市（见图 6-1）。

　　在区域分布方面，主要集中在关东、甲信越地区和九州、冲绳地区，而北海道与东北地区、东海、北陆和近畿地区、中国和四国地区分布较为均匀（见表 6-2）。

表 6-2　日本森林浴基地（步道）的区域分布

分布区域	基地分布数	步道分布数
北海道、东北地区	5	1
关东、甲信越地区	15	3
东海、北陆、近畿地区	4	1
中国、四国地区	5	0
九州、冲绳地区	10	0

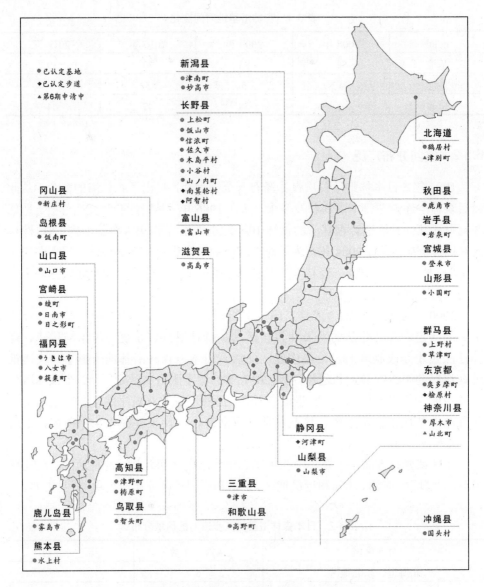

图 6-1　日本森林浴基地（步道）分布图

　　而具体到各个森林浴基地的基本情况又差别较大，其选择的环境、主要特征和具有的设施采取差异明显（表6-3）。

表 6-3　日本森林浴基地（步道）分布及现状一览表

位置	森林浴基地/步道	环境与特征	具有的条件	类型
北海道	鹤居村	钏路湿地、森林、鸟类、动物	ABCDE	基地
岩手县	岩泉町	高原、森林、山泉、氧气	E	步道
秋田县	鹿角市	森林、瀑布、水体	ABCDE	基地
宫城县	登米市	友谊林、自然与游戏	A　E	基地
山形县	小国町	山毛榉林、温泉	ABCDE	基地
群马县	上野村	小溪源头自然步道、森林幽美	无	基地
	草津町	缺资料	缺资料	基地
东京都	奥多摩町	巨大的树林、东京唯一的基地	ABCDEF	基地
	桧原村	东京市民森林	ABCDE	步道
神奈川县	厚木市	部村七大自然探索	A	基地
新潟县	津南町	风景优美	A CDEF	基地
	妙高市	森林生物多样、禅泰药浴	ABCDE	基地
长野县	上松町	自然休养林、森林浴发源地	ABCDEF	基地
	饭山市	精神家园、神林、母亲森林	ABCDEF	基地
	信浓町	保健森林、医疗康复、森林漫步	ABC　F	基地
	佐久市	长寿之地、保健森林	ABCDE	基地
	木岛平村	高原、四季宜人	A　E	基地
	小谷村	森林治疗基地、深呼吸游道	A	基地
	山ノ内町	高原、森林、云雾、湖泊、绿色	AB DE	基地
	南箕轮村	保健森林、森林草原	DE	步道
	阿智村	缺资料	缺资料	步道
富山县	富山市	北方摇篮"山立山"	无	基地
静冈县	河津町	伊豆森林、养生步道	D	步道
山梨县	山梨市	森林、溪谷、百果之乡	A　D	基地
滋贺县	高岛市	琵琶湖滨、高岛森林公园	D	基地
三重县	津市	健康之乡、美丽杉林、都市近郊	E	基地
和歌山县	高野町	世界遗产、高野山千年森林	ABC	基地
冈山县	新庄村	丰富的自然资源	A　DEF	基地
岛根县	饭南町	森林、丰富的农村生活	AB DE	基地
山口县	山口市	重建的东大寺	ABCD	基地
高知县	津野町	高原休养林、空中走廊	ABC EF	基地
	梼原町	云中小镇、森林、流水、松涛	ABCDE	基地
鸟取县	智头町	缺资料	缺资料	基地
宫崎县	绫町	人与自然共生的小镇	B DE	基地
	日南市	樱花之乡、雪松	无	基地
	日之影町	自然的恩惠、森林医疗社区	ABCDEF	基地
福冈县	うきは市	日本百佳森林之一、梯田、清流	ABCDE	基地
	八女市	放松之林、深呼吸佳地	ABCDE	基地
	篠栗町	心动森林、朝圣乡镇	ABCDE	基地
鹿儿岛县	雾岛市	国家公园的保健森林、神木长廊	A　DEF	基地
冲绳县	国头村	森林、水乡、森林草药	ABC E	基地
熊本县	水上村	缺资料	ABC E	基地

注：A—指南，B—计划，C—疗养菜单，D—温泉，E—核心设施，F—合作医疗机构。

6.4 日本森林浴基地的申请与认定

6.4.1 森林浴基地的申请及流程

日本森林浴基地及步道的申请从最初的公开招募说明会到最终的认定需要长达一年的时间，例如 2011 年度（第 7 期）的认定过程就从 2010 年 11 月至 2012 年 4 月（见表 6-4）。

表 6-4　森林浴基地认定流程

2010 年	11 月	2011 年度（第 7 期）开始公开招募
		公开招募说明会
2011 年	4 月	第一次审查（文件资料审查）
		森林浴基地生理实验的个别听证
	4—6 月	实地调查（实验场所的预检）
	7—10 月	实施森林浴基地生理实验
	11 月	2012 年度（第 8 期）开始公开招募
2012 年	3 月	由审查委员会，监督委员会进行第二次审查
	4 月	最终认定

表 6-4 表明，日本森林疗法协会于 2010 年 11 月进行新一轮基地及步道的公开招募，并召开招募说明会，对相关的流程以及认定基准做一个大致的介绍；接下来于 2011 年 4 月进行第一次审查，此次主要是对申请基地的文本资料进行考评及筛选（其中需提交的资料见表 6-5），审查结果会在森林疗法综合网站上进行公示。

表 6-5　审查文本资料

需提交的材料	步道	基地
（1）森林浴步道——审查申请书（一份）	✓	—
（2）森林浴基地——审查申请书（两份）	—	✓
（3）生理、心理实验调查书（一份）	—	✓
（4）森林浴步道地形图（一张）	✓	✓
（5）森林浴基地地形图（一张）		✓
（6）森林浴基地参考照片（15～30 张）	✓	✓
（7）基地的宣传资料以及其他相关资料	✓	✓

2010 年 4—6 月，由森林疗法协会组成专家小组对森林浴基地及步道进行实地考察，此项主要是对申请基地的滞留设施（如步道休憩场所、宿泊设施、医疗保健设施、公共交通设施）进行实地审查。

2010 年 7—10 月，由专家小组对申请基地及步道进行严格的生理实验，生理实验的审查主要是以科学的手段进行医学上的全面综合检测。以下通过实验日程、实验场所以及具体检测内容三个方面对生理实验进行详细阐述：

（1）实验日程：一般实验时间为 3 天左右。

（2）实验场所：场所设定为森林浴基地内和城市 2 组。被实验者原则上吃住条件统一，并且从住所所在地到森林浴基地，以及到城市内实验场所的距离一致，交通方式以及花费时间一致。

（3）实验内容：分两组，城市与森林对比，内容有生理检测、心理测定和物理化学测定三类，2 组的被实验者同时兼用：

①生理检测：第一项为心率测定（HRV），通过对心率的测定，掌握调节体内所有平滑肌的运动和腺体分泌的自主神经系统数据。交感神经和副交感神经的数据分别记录；第二项为可的松测定（肾上腺皮质激素），人在疲劳状态时，可的松的浓度会偏高，通过此检测，可以掌握被实验者的身体疲劳度；第三项为唾液淀粉酶活性检测，现场 1~2 min 的时间，就可以通过对淀粉酶的检测得知被实验者是否疲劳，淀粉酶浓度偏高为疲劳状态；第四项为血压、脉搏测定（收缩期血压、扩张期血压、心率），当人处于精神紧张状态时，数值将上升。

②心理测定（被试验者主观评价），通过 4 种类型的问卷调查进行相关检测。即精神面貌检查（POMS）、SD 法、精神紧张度及放松度。

③物理及化学测定：温热环境测定 PMV（环境的舒适度测定）、PPD（亚舒适度测定）。主要从气温、相对湿度、辐射热量、风速、运动量等几方面来进行相关检测。具体包括光环境测定（绝对光照度、相对光照度）、离子环境测定（正离子、负离子）、气压测定、微生物测定（主要对树木中散发出来的有杀菌力的芳香性微细物质的构成数值进行测定）等。

日本森林疗法协会于 2011 年 11 月进行 2012 年度（第 8 期）新一期森林浴基地及步道的公开招募；2012 年 3 月，由森林疗法协会组成专家小组对申请基地进行第二次实地审查，4 月对本期（第 7 期）的申请基地及步道进行最终认定。

从以上整个认定流程的详细说明中可以得知，日本森林浴基地及步道的申请从最初的公开招募说明会到最终的认定需要长达一年的时间，可见其严谨性。

6.4.2 森林浴基地的认定基准

日本森林协会主要从自然社会条件以及滞留设施两大方面对森林浴基地、森林浴步道进行综合认定。

首先，在自然社会条件方面，申请基地及步道应具有丰富的自然资源，即丰富的森林资源，在森林浴基地区内无有害的污染物，并且有着一套较为完善的自然环境保护制度；在硬件设施的配备情况方面，申请基地及步道应配备足够的休憩场所，配备残疾人等特殊通道，配备安全管理体制以及齐全的医疗保健设施；在交通设施方面，申请基地及步道所处地区应具有良好的可进入性，公共交通设施齐全，配备停车场。

其次，在滞留设施等方面，申请基地及步道应设计较为丰富的森林旅游产品供游客进行选择，并定期或不定期地举办各种新型森林旅游项目吸引游客，而游客可根据自身健康状况、经济条件等因素来选择适合自己的森林旅游产品；在管理模式方面，申请基地及步道应制定明确的公司管理体制，对森林旅游设施进行有序的管理；在可持续发展计划方面，申请基地及步道应制定明确的短期计划（1～3年）、长期计划（5年以上），吸纳以及培养管理人才。

日本森林浴基地审查委员会公布了详细的森林浴基地评价标准，见表6-6。

表6-6 森林浴基地审查基准

自然社会条件等方面的评价	
激活五感的良好的自然环境	良好的感官评价
	丰富的自然
	没有有害的污染物质
	维持或保护优良的自然环境的制度
环境、设施等的配备情况	森林浴步道的设定、管理状态等较好
	设施周边有良好的森林资源
	休憩、体验设施齐备，有为身体不便者考虑的设施
	配备安全管理体制、医疗机关等
当地的可进入性等立地条件	一定的顾客圈
	公共交通
	自家用车的可进入性
	配备停车场

滞留设施等方面的评价	
管理状况	成立事务局体制，以统筹全局
	确立行政组织的推进体制
	明确森林设施等方面的管理与运营
	确立地域居民的协力体制
森林浴菜单（menu）	明示提供森林疗养相关的菜单的方针
	制定具体的菜单
	提示住宿设施的菜单
	提示医疗保健方面的菜单
当地居民的接受状况	提供免费服务的体制
	One-stop（一次买齐）窗口
	森林疗养向导的配备
将来构想、持续性及发展性	短期计划（1～3 年）、长期计划（5 年以后）
	持续性、发展性推进体制
	广告宣传等对策
	构筑发展性推进体制，培养管理人才
特色优势	有发扬地域特色与森林魅力的提案

注：根据森林疗法协会网翻译整理。

6.5　日本森林浴基地建设特征

　　为了解日本森林浴基地的基本状况，设计了针对森林浴基地的调查问卷，问卷内容主要包括三部分，一是基地基本状况，包括基地内步道情况和基地基本类型等；二是基地经营管理状况，包括基地经营主体及森林浴菜单、宣传方式等，以了解基地的日常经营管理方式；三是游客情况，以了解游客的年龄层、旅游形式、淡旺季等信息（见附录 2）。

　　从网上和相关资料上获得各个森林浴基地的地址和电子邮箱，共获得 38 个森林浴基地（步道）的准确地址和电子邮箱，将问卷以邮寄和发 E-mail 的方式发放，对象为这 38 个森林浴基地（步道），共回收有效问卷 23 份。

6.5.1　森林浴基地的类型

　　（1）基地区位

　　从基地区位来看，根据日本森林浴基地及步道审查委员会规定，近郊型（地域居民利用型）是以当地居民为对象，提供日常的森林漫步道、休憩设施和场所，为地域居民设计各种疗养菜单，提供免费健康诊断等。郊外型（短期滞留型）是以邻近的城市的短期滞留的来访者，一般以一日游旅游者为对象，提供森林疗养菜单、疗养步道、简易的休憩设施及空间，以帮助人们放松身心、提高身体健康水平。森林保养地型（中长期滞留型）则为远地的中长期滞留者提供良好的森林疗养环境，若干森林浴步道、多种多样的森林浴体验活动及设施，并联合医疗保健机构，结合运动疗法、膳食疗法、芳香疗法等使游客感受当地特色，享受森林浴带来的良好疗效。在日本，近郊型（地域居民利用型）、郊外型（短期滞留型）和森林保养地型（中长期滞留型）三种类型所占比例约为 20%、35% 和 45%，后两种滞留型的宿泊游在日本森林浴旅游中占的比例较多，森林医学专家李卿也曾提出参加 2~3 日的森林浴旅游项目更有利于免疫力的提高，因此郊外型和森林保养地型的基地比较适宜开展森林浴。

（2）基地性质

从基地性质来看，基地审查委员会规定自治体、民间企业、民间团体和共同体四种形式皆可。在被调查的所有基地中，76% 的基地属于自治体，即由村役所、区役所或市役所所负责，民间团体（9%）、民间或自治体之间所组成的综合共同体（14%）只占极少数，暂无民间企业独个经营森林浴基地。这说明森林浴事业刚刚起步的阶段，地方政府下的观光科、农林水产科、经济科等对于森林浴的支持是很大的，从另一个角度来说，开展森林浴旅游并非从市场利益的角度，而是主要从国民健康福祉的角度来进行。

（3）基地选址

从基地选址来看，距离城镇的平均距离为 16 km，平均森林覆盖率 81.67%，68% 的基地周围无任何工厂，21% 的基地周围有工厂，但没有污染，另有 11% 情况不明；90% 的基地周边无污染企业，这说明基地所处的生态环境相当好，又由于离城市不远，交通方便、客源市场广大。

6.5.2　森林浴基地内步道

森林浴步道调查内容主要为步道坡度、海拔、长度、山坡位置、所需时间、步道类型、适宜人群、路面状况及有无休憩设施 9 个方面。

（1）步道数量与长度

在 19 个基地（有效数据）中共有 79 条森林浴步道，平均每个基地有 4 条步道，最多的一个基地有 8 条步道。

在步道长度上，所调查的 77 条步道（两条数据缺失）中有 80 km 的超长步道，但近 77% 集中在 6 000 m 以下。其中，2 000 m 以下的约占 37%，2 000~4 000 m

的约占 27%，4 000～6 000 m 的约占 13%，6 000 m 以上的约占 21%。步道长度数据说明，短程步道很多，而处于中间长度的步道很少，长型步道比中间型多。

相应地，在步道行走所需时间上，2 h 以内的步道占到 71.2%，这说明在步道设置中以步行时间在 2 h 以内的短程步道为宜。

（2）步道海拔与坡度

在海拔上，步道所处的海拔最低为 40 m，最高达到 1 920 m，但集中在 600 m 以下的步道比较多。海拔差在 300 m 以上的约占 16%，海拔差在 150～300 m 之间的约占 14%，海拔差在 150 m 以下的约占 70%，超过 2/3，说明森林浴步道主要建在海拔较低的地区。通常步道相对高差平均在 160 m 左右，表明步道的相对高差较小，适宜轻度运动。

79 条步道中，平均步道坡度为 7.36°，平均最小坡度为 1.63°，平均最大坡度为 21°。可见步道的设计要有一定的上下坡，但不能太陡，7°左右为普遍应用的坡度。

调查发现，步道所处位置中阳坡比阴坡多 10 个百分点，在阳坡的步道阳光较为充足，森林环境清新宜人。

对海拔差与适合人群、平均斜度与适合人群两对关系进行分析，可以得出海拔差在 150 m 以下，平均坡度在 5°以下的步道适合大多数人使用，坡度 5°～10°的步道比较适合登山等体育运动爱好者（见表 6-7）。

表 6-7 海拔差、坡度与适宜人群关系

	人群类型	常健者	中老年人	登山等体育爱好者	其他人群
海拔差	150 m 以下	11	7	7	9
	150～300 m	3	0	4	0
	300 m 以上	1	1	6	0
	人群类型	常健者	中老年人	登山等体育爱好者	其他人群
坡度	0～5°	5	6	4	2
	6～10°	2	1	7	3
	11～15°	1	0	0	2
	16～20°	1	0	0	1
	20°以上	0	0	1	1

（3）步道类型与路面

在单程、往返、环游型三种步道中，环游型所占比重最大，为 46%，其他综合型的步道也将近 1/5，这样的设计可以避免重复路线，降低审美疲劳，使游客保

持游玩兴致。

调查得知森林浴步道路面主要是未铺装的土路（约43%），水泥路面约占7%，沥青路面约占14%，砂石路面约占4%，木板路面约占5%，多种路面组合而成的步道也占到了将近27%。自然的土道更有利于人们接触自然、感受自然。且绝大部分步道在起止点和中途设有休憩设施，如厕所、长椅、休憩亭等，方便游客中途休息。

6.5.3　森林浴基地建设的条件

（1）森林环境

调查了解到，丰富的森林资源、清新良好的环境是游客最重视的因素。森林浴基地审查委员会规定，森林浴基地或步道的申请主体是有一定森林面积的自治体、企业、团体或共同体等。申请森林浴基地最基本的是要具备若干森林浴步道的森林地域，要能提供保持或增进健康的具体项目及设施，要有一个能进行森林浴的核心区域，并可以对游客进行免费的健康检查。森林浴的树林种类可以是针叶树林、杉树林、桧木林、山毛榉林等。为保持森林景观的视觉舒适度，通过适度砍伐保持适宜的树木密度很重要，如果是直径50 cm的树木，1 hm^{2}以150～200棵为宜。

森林浴步道是基地中必不可少的设施。香川隆英（2009）在森林浴环境设计中提到，坡度较大的登山道会加大游客疲劳感，且不易下山返回，因此必须在坡缓的步道上进行森林浴；由于和他人一起行走可以减轻疲劳感和压力感，道幅以1.2～1.5 m为宜，适合多人并排行走，且未铺装的路面走起来更加有触感、更加舒适；步道的设计要满足各类游客的需要，平缓的步道与一定运动强度的步道相结合；为方便游客休息，每隔15～30 min的步行距离可设厕所、休息亭和长椅等设施。实际上，在对基地的问卷调查也发现，日本的森林浴步道以缓坡居多，坡度大约7°；步道距离有长有短，所需时间从几十分钟到三四个小时不等，可以满足不同游客的需要；步道以土路居多，更加贴近自然；途中基本都设有休憩设施，森林浴步道的设计符合科学标准。

（2）生理效果

生理实验的结果是基地认定中最重要的部分，它可以判定该地是否具备森林浴的良好条件及是否起到疗养效果。生理实验分别在森林和都市两个地方进行，以进行对比，实验项目有心跳数、唾液检查（压力荷尔蒙浓度）、唾液淀粉酶浓度（Amylase）、血压、脉搏等。另外一起进行的还有心理实验和物理实验。

（3）滞留设施

根据表 6-6 森林浴基地审查标准，滞留设施由管理状况、森林浴菜单、当地居民的接受状况、将来的构想和特色优势五个部分组成。结合问卷和搜集的资料来看，接受调查的 23 个基地中 44% 的基地成立了专门的森林疗法推进会，40% 的基地由自治体下的部门负责运营。各个基地和步道基本都设计了森林浴菜单，并制定一日游或宿泊游项目，游客可根据身体状况、时间、金钱条件等来选择适合自己的森林浴活动。比如东京的奥多摩森林浴基地就会每月定期开展两次"奥多摩巨树森林疗法一日体验"项目，游客可以在网上申请报名，一般募集约 14 名游客（最少 6 名）即可进行。由森林疗法师或向导带领游客们进行身体健康检查、森林漫步、森林瑜伽、温泉浴等多项森林浴体验项目。

6.6　日本森林浴基地经营管理特征

6.6.1　森林浴基地运营特点

调查发现，日本森林浴基地的运营方式是以自治体为主体。有 76% 的森林浴基地及步道的运营主体为自治体，即当地政府，一般由其下属的观光科或农林产业振兴科来具体负责基地的管理。而民间企业、民间团体等其他运营模式的基地只占少数部分。也有其他小部分是由观光协会或企业来经营。究其原因主要有两方面，首先，申请森林浴基地及步道的地域绝大部分是国立公园、县立自然公园等，以自治体的名义申请森林浴基地或步道是不言而喻的。其次，森林浴基地与步道基本上处于刚刚起步阶段，发展还不成熟，以企业来运营还没有先行经验，且不好处理与其地域所在的国立公园或其他管理主体间的关系，多头管理将会造成一系列的问题。随着森林浴旅游的发展成熟，森林浴基地及步道可能会民营化、市场化。

6.6.2　森林浴基地的菜单

森林浴基地通常会设计多种产品，即森林浴菜单（Forest Bath Menu）以供游客选择，并定期或不定期地举办各种一日游或宿泊项目吸引旅游者。根据 Multiple Response 分析，在 13 种常见的森林浴菜单中，森林漫步、森林向导陪游、药膳料理或乡土料理、简易健康检查分别居前四位（表 6-8）。这几种菜单操作简单但效果显著，有数据显示漫步于森林中不仅可以提高 NK（Natural Killer，一种抗癌细胞）的活性，增加其数量，从而提高人体的抗癌能力，还可以降低压力荷尔蒙的浓度，缓解精神疲劳。进行一次森林浴效果可以持续一个月（李卿，2009）。

表 6-8　森林浴基地中森林浴菜单

菜单	基地数	百分比/%	菜单	基地数	百分比/%
森林漫步	18	78.3	森林创造体验	3	13.0
森林向导陪游	12	52.2	森林芳香疗法	4	17.4
北欧滑雪式行走	5	21.7	温泉浴、药草浴	7	30.4
森林健康项目	2	8.7	健康讲座	2	8.7
森林瑜伽、气功、自立训练法	5	21.7	各种森林体验项目	9	39.1
乡土料理、药膳料理	11	47.8	其他	4	17.4
简易健康检查、专家建议	9	39.1			

6.6.3　森林浴基地的营销

在基地宣传营销上，所有的基地在森林疗法协会（Forest Therapy Society）与 Forest Therapy Portal 网上都公布了具体信息，各基地所在的地区政府网站或本基地的网页上也有大量宣传资料，游客们可以通过网络了解基地的情况及报名申请参与森林浴旅游项目。另外新闻杂志也会时常报道森林浴的相关新闻，45.5%的基地在当地车站的宣传区域、旅行社营业厅或基地入口等地方免费提供宣传单或宣传册。各森林浴基地具体的宣传途径选择分别为：网络宣传 36%，报纸杂志 24%，电视广播 6%，传单宣传册 20%，书籍 8%，其他方式 6%。

6.6.4　森林疗法师

游客在进行森林浴时，有森林疗法师和向导陪同指导会提高其森林浴效果。根据森林疗法协会解释，森林疗养向导是能对森林漫步或相关运动提供现场指导从而提高游客森林浴效果的人，包括讲解与森林相关的环境科学知识，对森林的治疗效果有生理学的见解，能确保森林浴游客安全安心地进行森林漫步，并通过森林运动、休闲放松等一系列活动给出正确的森林疗养方法的建议。森林疗养师是在森林疗养向导所拥有知识的基础上，对森林浴游客提供维持和增进身心健康的适宜项目、进行有效地森林疗养活动的指导者。森林疗养师要具备森林健康科学、心理健康学科等方面的专业知识和较高的沟通交流能力，对森林浴者提供保养项目、疗养实践等方面的建议和指导。

在调查的 23 个森林浴基地中，共有 135 名森林疗法师和向导，平均每个基地约 6 名。从游客对森林疗法师或向导的实际需求情况来看，72%的游客一般会和森林疗法师们一起进行森林浴。而从疗法师对森林浴效果的影响程度来看，一半游客认为其影响很大（50%），认为影响一般和影响较小的比例均为15%，但也有20%的人不清楚其效果，这说明森林疗法师和向导们对森林浴效果的积极影响虽然有理论论证，但在实际中还需进一步发挥其作用。

6.7 日本森林浴基地的游客特征

6.7.1 游客关注的环境因素

在森林浴基地受到游客欢迎的各要素中，丰富的森林资源、清新良好的环境与交通便利度占的比重较大。在环境要素中，基地的空气质量最受游客重视（见表6-9）。因此在今后的建设和经营中，应当要注意维持良好的空气质量、保护森林资源和森林环境，交通不便的地方应当尽可能改善交通状况，提高可进入性。

表6-9 森林浴基地中游客比较重视的环境因素

环境因素	空气质量	噪声	森林小气候	森林覆盖率	水质	其他
百分比/%	45	10	17.5	10	7.5	10

6.7.2 游客的时间分布特征

另外，森林浴旅游也如同其他旅游活动一样存在淡旺季，从各基地的统计数据来看，游客集中的月份为10月、8月和11月，分别占58.8%、47.1%、23.5%，居前三位，可见秋季是森林浴旅游的旺季，而冬季则是森林浴旅游的淡季（见表6-10）。森林浴专家也指出过，5—10月是进行森林浴的最佳时节，对花粉过敏的人不适合在春季进行森林浴，冬季在滑雪场虽然可以进行，但寒冷的气候和干燥凋零的森林环境难以激起人们森林浴的欲望。所以各基地开展森林浴旅游应主要集中在夏秋季节，在淡季可以根据各自特色开展其他活动。

表6-10 森林浴基地中游客较多的月份

月份	1	2	3	4	5	6	7	8	9	10	11	12
基地数	1	0	1	3	3	3	3	8	3	10	4	0
百分比/%	5.9	0	5.9	17.6	17.6	17.6	17.6	47.1	17.6	58.8	23.5	0

6.7.3　游客的结构特征

调查发现，各森林浴基地中，游客的年龄层主要集中在中老年人。在 19 个有效数据的基地中，共占 79%的基地以中老年人为主，其中以老人为主的约占 21.1%，以中年人为主的占 57.9%；年轻人仅占 10.5%（见表 6-11）。

表 6-11　森林浴基地中游客年龄结构

年龄层	老人	中年人	年轻人	其他/不清楚
百分比/%	21.1	57.9	10.5	10.5

在各森林浴基地中，最有可能进行森林浴的五大人群主要包括老年人、登山等体育运动爱好者、上班族、身体欠佳需静养者、学生。其中，以运动爱好者和老人游客为主的森林浴分别占 78.9%和 63.2%（表 6-12）。另外，有 52.6%的基地上班族游客也较多，说明上班族进行放松和调节身心的需求较大。

表 6-12　森林浴基地中主体游客人群特征

游客人群	学生	上班族	老人	登山等运动爱好者	身体欠佳需调养者
基地数	4	10	12	15	3
百分比/%	21.1	52.6	63.2	78.9	15.8

在旅游形式的调查中，团体游占多数，且与非亲人一起的团体森林浴比与亲人一起的团体森林浴比例要高，这与森林浴基地公开募集游客集中进行森林浴的开展形式有密切关系。

6.8　日本森林浴基地的开发特色

通过详细调查和梳理发现，日本森林浴基地开发具有分类开发、专业化经营、个性化产品、专门化人才、产学官结合的特征。

6.8.1　多样化的开发模式

（1）综合接待型与单一步道型

从接待设施的综合性和丰富性划分，可以分为综合型森林浴基地和单一型森林浴基地。在所有森林浴基地中，具有代表性的综合型森林浴基地有：东京都奥多摩町、新潟县津南町、长野县饭山市、长野县上松町、高知县津野町、宫崎县北乡町以及宫崎县日之影町等（见表6-13）。此类型森林浴基地综合服务设施齐全，可以满足游客康体、疗养以及吃住行游娱购等综合需求。此类型基地除了提供良好的森林疗养环境，还配备了多条森林浴步道，以及多样的森林旅游产品和丰富的体验活动，并联合医疗保健机构，结合运动健康疗法、膳食疗法等使游客更加全面地享受森林浴带来的良好疗效。从问卷调查结果可知，选择度假疗养型的游客大多以中长期滞留方式开展森林浴活动，滞留时间一般为三日至一周不等，游客年龄层主要集中在中老年人，消费水平较高，对各项服务要求较高，主要为了达到缓解压力、放松身心，提高免疫力等目的。

表6-13　综合型森林浴基地

森林浴基地名称	步道数	配备设施情况					
		导游	旅游计划	旅游产品	温泉	服务中心	医疗设施
东京都奥多摩町	5	√	√	√	√	√	√
长野县饭山市	30	√	√	√	√	√	√
长野县上松町	8	√	√	√	√	√	√
高知县津野町	4	√	√	√	√	√	√
宫崎县日之影町	5	√		√	√	√	√
新潟县津南町	2			√	√	√	√
宫崎县北乡町	2	√	√	√	√	√	√

具有代表性的单一型森林浴基地有：宫城县登米市、神奈川县厚木市、长野县木岛平村、长野县小谷村以及和歌山县高野町等。通过调查以及资料搜集得知，此类型森林浴基地及步道仅提供单一的森林旅游产品，一般以森林漫步以及森林向导陪游为主。选择此类型基地的游客多为邻近地区的当地居民，大多以短期滞留方式开展森林浴活动。

（2）森林健身型和温泉疗养型

从森林浴基地所依托的主要旅游资源划分，可以分为森林健身型基地和温泉疗养型基地。调查显示，具有代表性的森林健身型基地有：北海道鹤居村、秋田县鹿角市、山形县小国村、东京都桧原村及福冈县浮羽市等（见表6-14）。此类型森林浴基地综合服务设施较为齐全，森林资源丰富，疗养环境良好，且树种多样（日本特有的山毛榉林、照叶林、杉树林、桧木林等），但均没有设置专门的医疗设施。此类型基地除了提供日常的森林旅游产品外，还定期或不定期地举办各种一日游来吸引更多的游客。

表 6-14   森林健身型森林浴基地

森林浴基地名称	代表树种	步道数	配备设施情况				
			导游	旅游计划	旅游产品	温泉	服务中心
北海道鹤居村	落叶阔叶林、针阔混交林	5	√		√	√	√
山形县小国村	山毛榉为主的落叶阔叶林	3	√	√	√	√	√
东京都桧原村	混交林	1	√	√	√		√
长野县佐久市	落叶松林	7	√	√	√		√
高知县梼原町	壳斗科落叶林、野茉莉林	1	√	√	√		√
福冈县浮羽市	针叶林	3	√	√	√		√
秋田县鹿角市	山毛榉科落叶林	8	√		√	√	√

具有代表性的温泉疗养型基地有：山梨县山梨市、长野县南箕轮村、静冈县河津町、宫崎县绫町以及鹿儿岛县雾岛市等（见表 6-15）。此类型森林浴基地提供专项旅游资源，以森林中的温泉疗养和医疗保健为主，不专门安排森林旅游产品。主要针对邻近城市短期滞留的来访者，一般为一日游（日帰り）旅游者，为其提供日常的森林疗养步道、简易的休憩设施，重点提供温泉疗养以及健康诊断专项服务。游客年龄层主要集中在中青年人，社会群体以上班族为主。

表 6-15   温泉资源型森林浴基地

森林浴基地名称	温泉资源	步道数	配备设施情况				
			导游	旅游计划	温泉	服务中心	医疗设施
山梨县山梨市	笛吹温泉、露天温泉、赤松温泉	2	√		√		
长野县南箕轮村	大芝温泉	3			√	√	
静冈县河津町	峰温泉、大喷温泉	1			√		
宫崎县绫町	照叶树林温泉	3		√	√		
鹿儿岛县雾岛市	关平温泉、雾岛温泉中心	3	√		√	√	√

（3）依附型和独立型

从经营模式角度划分，可分为依附型森林浴基地和独立型森林浴基地。依附型森林浴基地是指依托于著名旅游景区内森林环境和设施开展"森林浴"，与景区原有的多个景点进行相互配合，利用其综合影响吸引更多游客，丰富客源层次。此类型森林浴基地一般与旅行社进行合作，作为旅游线路中的一部分，此形式可以更好地吸引较远距离城市客源；独立型森林浴基地是指在相对良好的森林环境下，建立独立存在的有一定规模的森林浴基地，利用网络、报纸杂志及电视广播等媒体进行广泛的宣传。调查发现，日本森林浴基地大多为独立型，很少与旅行社进行合作，一般会在本地区政府网站或本基地的官方网页上对其森林旅游产品进行宣传，游客可以通过网络进行报名，申请参加森林浴旅游项目。但也有少数森林浴基地依附于世界遗产地进行开发，如和歌山县高野町森林浴基地和奈良县吉野町森林浴基地。

6.8.2　专业化的经营措施

（1）推行森林保健疗法师制度

在人才培养方面，日本森林疗法协会（森林セラピーソサエティ）于 2009 年 4 月在全国范围内实行了首次森林疗法检定考试，全国有超过千人报名，通过 1 级的合格者可成为森林疗法师，2 级合格者可成为森林疗法向导。拿到森林疗法师或森林疗法向导资格者可以申请进入各森林浴基地工作，主要对进行森林浴的游客进行专业指导。据森林医疗协会提供数据得知，有森林疗法师和向导陪同指导在一定程度上会提高其森林浴的效果。

（2）依托专门机构进行运营

日本森林浴基地审查委员会规定基地采用四种形式进行运营，分别为自治体、民间企业、民间团体和共同体。通过调查得知，日本约 80% 的基地属于当地自治体，即由当地区役所或市役所的观光科（旅游局）进行基地的日常管理。如东京都奥多摩町，该基地性质为自治体，其推进组织为奥多摩町观光协会，行政推进组织为奥多摩町观光产业科，奥多摩町观光协会同相关医疗福祉机构、民宿、国民宿舍及温泉疗养等机构进行合作，促进森林浴基地更好更快地发展。而民间企业、民间团体等其他运营模式的基地只占少数部分。

（3）创新主要盈利手段

调查发现，日本森林浴基地多以提供丰富的森林浴菜单（森林旅游产品）为主要盈利手段，日本森林疗法协会公布了 13 项常见的森林旅游产品，分别为：森林漫步、森林向导陪游、越野式森林漫步、森林健身项目、森林瑜伽气功以及自立训练法、森林芳香疗法、森林体验项目、植树体验项目、健康乡土药膳料理、温泉疗养、健康讲座、医疗检查以及专家建议等。其中又以森林漫步、森林向导陪游及医疗检查最受游客欢迎。调查显示，价格在 2 000～5 000 日元之间（合人民币 150～400 元）占 31%；森林旅游产品的价格在 5 000～8 000 日元之间（合人民币 400～600 元）占 46%；价格在 8 000～10 000 日元之间占 15%；价格在 10 000 日元以上占 8%。由政府投资、免费为公民开发的森林浴基地占极少数。

6.8.3　个性化的森林浴活动形式

进行森林浴活动的形式多种多样，但基本可以分为步行浴、坐浴、睡浴和运动浴。不同年龄和不同体质的游客往往会选择其中不同的游憩类型。如步行浴，一般适合于中老年人，在林内漫步，步行 5～8 km 路程为宜，步道平均坡度为 5°～7°；其中老年人宜选择平缓道路缓行，2～5 km 路程为宜，坡度不超过 3°；而中青年人以步行 10～15 km 路程为宜，选择有一定坡度道路中速行。再如坐浴、睡浴，两者主要适合于年龄较大或体弱有慢性病的游客。坐浴是指静坐在林内木椅或是林中草坪上，进行深呼吸等慢运动；睡浴是指静卧在林内吊椅或草坪上，闭目养神，放松身心。而运动浴则一般适合于中青年人群，在林内进行各种形式的活动，如在林内空地上练气功、打太极拳以及其他体育活动等。同时，各种类型的森林浴方式也可以交替进行。在调查结果中得知，日本森林浴基地的平均步道坡度为 6.93°，平均最小坡度为 1.52°，平均最大坡度为 20°，类型多样的步道可以满足不同游客的需求。

6.8.4　专门化的人才培养模式

人才是任何一个领域都不可缺少的部分。2005 年，森林综合研究所和其他相关研究机构共同进行了一项关于森林浴向导对森林浴效果的影响的研究，发现有向导陪同时，被实验者的唾液淀粉酶的浓度是最低的，也就是说他们的压力感是最不明显的；心理调查中也是感觉最安心最舒服的。尤其对于习惯都市生活的游客，走进不太熟悉的森林空间可能会有陌生感或不安感，有向导的陪伴不仅可以得到一定的指导，还可以消除不安，提高森林浴的效果。

为满足基地成立后的从业人员需要、培养森林浴的专业人才，确保每个森林浴游客都可以安心体验森林浴、享受良好的疗养效果，2009 年 6 月森林协会（Forest Society）组织了第一次森林疗养检定考试，全国有超过 1 000 人报名。其中 2 级通过者可获得森林疗法向导（forest-therapy guide）的资格，1 级通过者可获得森林疗养师（forest-therapist）的资格。据森林疗法协会公布的数据，目前日本森林疗法向导的合格者为 357 人、森林疗法师的合格者数为 142 人。拿到森林疗法师或森林疗法向导资格者可以申请进入各森林浴基地工作，两者主要对进行森林浴的游客进行专业指导。据森林医疗协会调查发现，有森林疗法师和向导陪同指导在一定程度上会提高其森林浴的效果。

结合调查情况来看，目前大部分森林浴基地配备有森林疗法师和向导，并积极推动游客与他们一同进行森林浴。森林疗法师和向导们的确在一定程度上能增加森林浴的效果，但其作用还需要进一步发挥。有基地也反映森林浴人才比较缺乏，旺季时会出现人手不够的情况，随着森林浴的推广普及，可以预见未来对森林浴人才广阔的需求前景。

总的来说，森林浴人才培养模式可以由图 6-2 来表示。

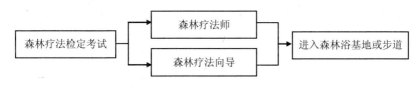

图 6-2　森林浴人才培养模式图

6.8.5　效果好的"产学官"模式

日本的森林浴开发已形成了"产-学-官"相结合的发展模式。

（1）产

产，即企业。在森林浴旅游中，与之相关的企业主要存在于医疗保健法人、住宿设施、赞助或合作单位等。医疗保健机构或住宿设施等以签订契约的形式与各个森林浴基地取得合作，为游客提供健康检查、医疗帮助、食宿娱乐等，赞助企业通过资金支持，获得森林疗法综合项目的"办公伙伴"资格（official partner）、讨论委员会的参与资格、共同开发关联产品的权利，并可进行企业口号或标志等的宣传，研讨会等项目的广告普及活动中也可公布其企业名称。企业还可以参与森林疗法的各项研究。

综合来看，企业在整个森林浴事业中，既是游客食宿、医疗、娱乐等活动的提供商，也是资金的投入者，但是目前企业作为单独的运营商开发森林浴的案例很少，但有不少基地负责人表示，将来有将基地的运营管理权从自治体转交给其企业的打算，因此企业在未来的森林浴旅游活动中会起到越来越重要的作用。

（2）学

学，即学术界。目前涉入此领域的有医学界、森林研究者（研究机构）和环境研究者（研究机构），主要以大学、研究机构、社团法人及个人研究者的形式参与，目前基本集中于森林医学研究会（现由社团法人森林疗法协会接替）。森林疗法研究会成立的目的之一就是要从科学角度解明其效果，并使其得到合理充分的利用。其研究课题包括生理评价法的确立、森林浴带来的心理及生理效果、森林环境要素及木材对生理的影响、森林系环境要素的生理效果的科学客观评价分析等，还包括森林浴菜单的设计及效果验证、室内森林环境空间的设计、森林疗法商品的开发、健康生活环境测定系统等。目前，在森林浴可增强人体抗癌能力和免疫力，放松身心增进健康的效果已得到证实，具备疗养功效的森林浴菜单也陆续设计出来，一些公司加入森林浴产品的开发研究，森林疗法在各个方面都取得了很大进展。每年都组织相关的学术活动，促进研究成果为实践所用。近几年与森林浴相关的学术活动见表 6-16。

表 6-16　森林浴相关学术活动（部分）

时间	活动名称	主办方
2005 年	森林疗法国际研讨会	森林疗法协会等
2007 年	"从科学视点验证森林浴的治疗效果"研讨会	森林医学研究会
2008 年	"日本·韩国及世界森林浴研究动向"研讨会	森林医学研究会
2010 年	关于森林环境与健康的公开讨论会	森林疗法协会

综合来看，学术界在森林浴事业中，主要扮演森林浴效果的科学研究者、验证者和推广利用者，为森林浴活动的开展提供了重要的软件支持，并是森林浴向前发展的巨大动力。

（3）官

官，即政府机构。森林浴最先是由林野厅发起的，主要由其下的森林整备部和计划科负责此工作。目前相关的政府部门除林野厅外还有厚生劳动省，因为森林浴所带来的健康疗效是一项增进国名健康的社会福利事业。从资金流向图（图 6-3）也可以看出，政府在森林浴事业中主要对其提供一定的资金支持和政策支持，目的是科学解明森林浴的治疗效果，推广普及森林浴以促进国民健康，提高国民身心素质。笔者认为政府的支持对于刚刚起步的森林疗法事业来说，起到了规范、前瞻和扶持的作用。

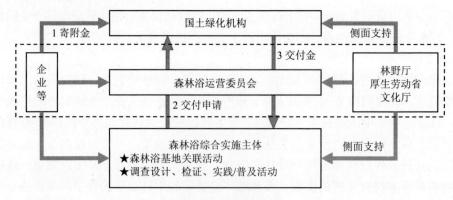

图 6-3　资金流向图

另外，森林浴的开发得到了政府和民间的重视。在行政上主要有厚生劳动省、林野厅、文化厅等政府部门的支持；民间组织方面有森林综合研究所、日本卫生学会、森林医学会等学术型组织，也有森林疗法协会、森林协会（Forest Society）等社会法人组织。他们通过学术研究、开展研讨会、制定各项制度和措施等来推进森林浴的发展。

6.9 长野县饭山市森林浴基地案例

6.9.1 基本信息

饭山市地理位置非常特殊，正好位于日本的中心位置，被称为"心灵栖息的故乡"。这里是天然毛榉林的生长地带，有湿原与湖泊点缀的斑尾高原，有绵延 800 m 的杉树林古道与北龙湖畔环游步道。这里曾经是平安时代末期修验道（一种日本宗教，由山岳信仰、密教、神道等结合而成）的道场，至今仍然留存着浓厚的山岳信仰与传统风俗的色彩。基本信息见表 6-17。

表 6-17 饭山市森林浴基地基本信息

名称	"心灵故乡"信州饭山——母亲林 神仙林
认定时间	2006 年 4 月
步道条数	5 条
地形	山岳、高原
海拔	最高 1 382 m，最低 529 m，海拔差 853 m
森林类型	落叶阔叶林
代表植物	山毛榉、杉树
基地主要设施	中心机构——锅仓高原 森林之家；副中心机构——斑尾高原 山之家、文化北龙馆
附带设施	饭山红十字病院、民宿、酒店 200 家左右
基地类型	近郊型、森林保养地型
推进组织	饭山市森林疗法协议会
行政推进组织	长野县饭山市观光科
基地性质	自治体
森林疗法师及向导	28 名
周边环境	离最近城市距离 7 km，周边无污染工厂
其他旅游资源	饭山汤龙温泉及北龙温泉、斑尾高原温泉、户狩温泉、日本梯田百选之一福岛梯田、名木"森姬""森太郎"、北信浓三大灵场小菅神社、瑞穗菜花公园、雪祭……

6.9.2　森林浴步道

饭山市森林浴基地有 5 条森林浴步道（表 6-18），每条步道都各有特色，各有风景。如有工作人员引导，不仅可以享受宁静清新的森林环境，酣畅淋漓地进行森林浴，还可以从中学到各种花草树木的知识。

表 6-18　步道统计表

步道名称	总长/km	高低差/m	步道类型	备注
山毛榉林步道	1.2	8	部分环道	中途有休憩场所，轮椅和婴儿车均可，山毛榉林茂盛
茶屋池森林浴步道	2.3	34	单程型	宜在 6—10 月，茶屋池周围有 200 多年的山毛榉林，也是欣赏新绿与红叶的好地方
信州步道	45	820	往返型	可眺望斑尾山与北信五岳，步道较长，需消耗大量体力
斑尾高原步道	50	—	—	由多条步道组成，游客可自由选择适合自己的路线，周围风景优美，景点较多
小菅修验步道	4.1	406	部分环道	环绕北龙湖一周，可参观 300 多年的杉树，体验北信浓修验地的神秘气氛

6.9.3　森林浴菜单

饭山市森林浴基地的菜单相对齐备，可以自由选择组合成符合自己兴趣或条件的 Course（菜单见表 6-19）。

表 6-19　饭山市森林浴菜单

菜单	备注
（1）森林健康诊断	饭山红十字医院医生专业诊断，包括常规检查
（2）森林向导旅游	消除游客的陌生感与紧张感
（3）森呼吸	面向天空，呼吸森林空气
（4）我的树林	运用五感，与树木亲密接触
（5）森林瑜伽	利用森林环境调整呼吸，取得身心平衡的放松运动
（6）北欧滑雪式行走	拄杖行走，可以消耗大量卡路里，备有专用步道
（7）森林坐禅	与自然融为一体，平静心情
（8）森林美术馆	描绘心中的色彩森林；摄影、写生
（9）木工体验	为保护森林所进行的必要的森林作业
（10）森林音乐会	与志同道合的人一起在森林中聆听音乐或举办音乐会等
（11）木饰制作	利用森林散步时拾到的小木板等制作小配饰（雨天时）
（12）划木筏	荡漾湖中眺望森林风景
（13）做荞麦面	亲手做一份荞麦面（雨天时）
（14）滑雪	在雪地里边探寻动物的足迹，边运动全身

6.9.4 森林浴典型旅游项目

该基地设计了多种一日游和多日游的项目，游客可根据时间、费用、兴趣等自由选择，如对基地既定的项目不感兴趣，可以在报名时与基地工作人员协商，基地会根据游客的要求提供满意的森林浴体验。目前通年既定的项目有 7 个，季节项目春夏秋冬四季皆有。表 6-20 是代表项目之一的北龙湖两日游的日程安排。

表 6-20　饭山市北龙湖两日游日程安排

	时　间	活动安排
第一天	13：30	山之家集合　说明会及自由健康诊断（血压、脉搏等）
	14：00	森林漫步（配备导游）
	17：00	温泉浴
	18：00	晚餐
	19：00	自由时间
第二天	7：00	清晨漫步（自由项目）　自由健康检查
	8：00	早餐
	9：30	森林瑜伽（雨天或冬季在室内举行）
	12：00	午餐（便当）
	13：20	解散

此项目四季皆可，每季举行 3 次，全年共 12 次。成团人数最少 4 名，一般 20 名。费用为 32 000 日元（约 2 000 多元人民币，包括 18 000 日元的住宿费，其他为导游费、餐费等）。其中 3 次用餐的食物都是由专业教授特别设计的。

6.9.5 运营体制

饭山市森林浴基地是由当地自治体，也就是由饭山市提出申请的。目前主要由饭山市经济部观光科负责。为了充分利用地域资源，连携医疗福祉机关、民间事业者、公共团体，相关合作机构涉医疗机关、学校、农林水产观光的相关组织、旅游企业等。为推进森林浴的发展及相关体制的构筑成立了饭山市森林疗法协议会，并设立会长、副会长和若干顾问。饭山市森林疗法协议会组织图见图 6-4。

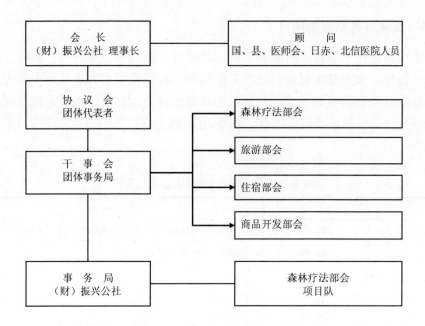

图 6-4　饭山市森林疗法协议会组织图

6.9.6　效果评析

　　饭山市森林浴基地自 2006 年成立以来，通过与农林水产业、企业、医疗机关等各个相关领域的合作，以组建森林疗法协议会的形式进行日常经营。该基地最大的吸引点在于其丰富的森林资源和良好的森林环境、多样的森林浴步道和森林浴菜单、完备的医疗安全设施及休息设施，以及森林疗法师和森林疗法向导的专业指导。据该基地统计，2007 年的森林浴游客数为 199 人（其中住宿 155 晚），2008 年为 1 168 人（其中住宿 424 晚），2009 年为 659 人（其中住宿 266 晚）。从游客的年龄层来看主要集中在老年人；从社会阶层来看主要有登山运动爱好者、需要疗养的患者等。从淡旺季来看，观光者主要集中在 6 月和 7 月。因此如何开发更加适合市场需求的旅游产品，如何减少淡旺季差距、如何吸引更多的人参与森林浴是该基地今后的课题。在运营体制上，该基地工作人员反映，与行政机构、观光协会等一起合作得很顺利，但如何在利益上更加紧密地连接在一起，需要今后进一步的探索与实践。

6.9.7 森林保健旅游开发的启示

随着中国旅游业的快速发展以及人们日益增长的保健休闲需求，以及中国丰富的森林资源基础，森林浴将会有广阔的市场潜力和发展前景。但是目前中国森林浴的旅游还在起步阶段，虽然森林浴的概念伴随着森林旅游和保健旅游的发展日渐被人们所了解，但其认知度并不高。森林浴基地（我国有称森林浴场）的个数屈指可数，一般都存在于森林公园内。学者们指出，中国森林浴开发中存在诸多问题，主要包括规划设计粗放或缺失；树种配置和区位选择不当；林相改造过大、游乐设施过多；以及忽视解说设计和生态环保教育；缺乏独立的远程吸引能力等问题。并且提出了具体的规划开发方案，从区位选择、资源调查、线路设计、项目配置到解说设计等。如何避免不恰当的开发、建立和完善符合中国具体情况的开发体系、打破理论多实践少的局面，需要借鉴更多的经验，付诸更多的实践。

日本的森林浴旅游虽然起步较晚，但发展十分迅速。结合以上分析结果和中国的具体情况，可以从以下几个方面借鉴日本的开发经验。

①在旅游开发中，政府引导和学术支持是保障。日本森林浴最早是由林野厅提出的，森林浴基地的建设也是为了开发利用各地区的森林资源、减少生活习惯病、降低国民医疗费用。在森林浴基地的运营中政府是主要的负责主体，政府的引导与支持在产学官合作模式中起到了非常重要的作用。在中国，取得政府相关部门的重视与支持、发挥政府的引导作用、依靠其规范森林浴旅游开发活动、建立完善的科学的开发体系和运营体系是森林浴旅游发展的重要保障。

在学术方面，日本有医学界、环境科学界及森林学等众多学者投入其中，在森林浴效果的科学解明、森林浴基地的建立、森林浴人才的养成、森林浴菜单的制定等各个方面都起到了领头作用。在中国有大批森林旅游学者和其他相关研究人员，把人才聚齐才能共谋大计。笔者认为通过在全国范围内开展森林浴方面的学术讨论会等方式，交流各方面的信息，为森林浴旅游的开发和发展献计献策是必不可少的环节。比如如何选择合适的森林浴场所，需要学者们制定科学的判定方法和判定标准；如何吸引游客，需要有人进行市场调查和游客意向调查。有学术界的支持，开发规划的问题才能得到妥善的解决。

②在宣传营销上，提高公众认知度是前提。虽然有基地反映由于目前人们对于森林浴的认知度比较低，宣传不是很顺利，但正是因为其认知度低，才需要更广泛的宣传与普及。目前日本的每个森林浴基地都有在网上进行介绍和宣传，并且有森林疗法协会和 Forest Therapy Portal 等专门网页对其进行介绍及信息更新，

各个地区的官方网站及个别基地的专门网站都会搜到森林浴的信息。除此之外，朝日新闻、NHK 电视台等媒体会时常报道森林浴的相关新闻。中国要推广普及森林浴，就应该拓宽宣传渠道，运用多种宣传手段在公众中大力进行宣传，先提高其认知度是必经之路。

③在人才培养上，从 2009 年开始日本在全国范围内举行森林疗法检定考试，通过 2 级者获得森林疗法向导资格，通过 1 级者获得森林疗法师资格，再拿到资格证后可以申请进入各森林浴基地工作；有研究证明，森林浴时有专业人士指导陪同的话，可以增强森林浴的效果。随着市场对森林浴人才需求的增加，森林浴人才培养体系将越来越完善，作用也将越来越重要。中国有众多的森林旅游的研究学者和相关专业院校，在人才养成方面可进一步挖掘潜力，培养一批有专业知识和良好技能的森林疗法师或森林浴向导。

④在日本森林浴基地建设上，要具备良好的森林环境、较为显著的生理疗效和相对完备的滞留设施三个条件；森林浴基地类型以适合多日游的郊外型和森林保养地型居多；90%的森林浴基地周边无污染工厂，生态环境优美；森林浴步道以缓坡短程、路面以原生态土路、途中设有休憩设施的步道为宜；森林浴菜单设计多样，森林漫步、森林向导陪游、药膳料理、简易健康检查等菜单在各基地中应用较广；森林浴基地在宣传方面以网络为主，大多数游客可以通过网上报名参加基地开展的森林浴活动；5—10 月是森林浴的最佳时期；参加森林浴的游客以中老年人居多，基地比较吸引游客的地方主要有丰富的森林资源、清新舒缓的环境气氛和便利的交通。我国可以参照其标准，结合本国具体情况来建设森林浴场，设计森林浴菜单，更加科学地开发森林浴旅游。

⑤在具体实践上，学习经验积极行动是关键。在短短的几年内，日本不仅成立了森林疗法研究会，在医学上验证了森林浴的科学疗效，还迅速建立起了 44 个森林浴基地和步道，设计诸多路线与项目，实行了森林疗法检定选拔森林疗法人才，其行动力值得我们学习。中国的森林浴场很少，浴场内的具体活动项目和路线设计也不明晰，向导等工作人员也缺乏专业的指导和培训，所以在这些具体细节方面可以参考借鉴日本的做法，比如在森林浴场的建设前，可以参考日本对于森林浴基地的认定审核标准；在森林浴菜单上，中国的森林浴菜单在步行浴、坐浴、运动浴和睡浴的基础上，还可以引进五感疗法、药膳料理、健康小检查等项目；在步道设计上，步道宽度、坡度、距离、路面等可以参照其科学标准；在森林浴人才的养成上，可以参考日本森林疗法师和森林疗法向导的养成模式。但这些仅仅只是参考，真正实行起来的话，还需结合中国的具体情况，不能盲目照搬。

　　⑥在产学官合作发展模式上，企业主要提供食宿医疗等服务和资金赞助等，学术界在科学解明森林浴效果和设计森林浴基地等方面提供巨大支持，而政府则为森林浴的发展推广提供一定的资金和政策扶持。产学官三方密切合作，在不断摸索中推动日本森林浴旅游事业的向前发展。中国森林浴旅游起步较晚，但有开展森林浴旅游的资源基础和市场潜力。为更加合理有效地开发中国森林浴旅游资源，中国应加强政府、企业及学术界的合作，积极推动森林浴旅游事业的健康发展。

7 韩国国有休养林保健旅游开发

随着社会的发展和生活节奏的加快，越来越多的现代人开始关心健康生活。因此，有关生活质量的舒适绿色空间的追求也在上升，以"阳光、空气和森林"为主题的森林旅游应运而生，并受到越来越多人的重视与欢迎。而自然休养林作为森林旅游的重要方式，以其清新自然的环境和独特的休养功效，日益成为人们缓解压力、愉悦身心、保持健康的最佳方式之一。在韩国，1988年开始建造自然休养林，1992年开始建造树木园，1994年开始建造山林浴场，1995年开始建造山林博物馆，2002年开始建造城市林。1973年，韩国开始实施为期10年的《林业发展计划》，1988年已进入第3个十年计划阶段，而自然休养林就是在第3次计划之内以国立自然休养林为中心形成的。到2012年为止，已经运营了135个自然休养林。这些休养林分别由国立自然休养林管理所、地方自治团体、个人等进行管理，而其中的39处自然休养林是归国立自然休养林管理所管辖，对林内的植物保存及设施进行统计和维护。

7.1 自然休养林概述

7.1.1 自然休养林的定义

自然休养林（Natural Recreation Forest）指政府指定建造的山林，除了保护其原有的树木、野生动物、溪谷等美丽的自然风景之外，还具备给国民提供精神净化、游乐以及健康休养等职能的特定区域（朴哲浩等，2005）；自然休养林法定概念是通过山林厅法规第339号第3条确定的，所谓自然休养林，是有正常的山林经营以及休养设施，是为国民提供野外休养空间，同时提供自然教育的场所；姜健宇等（2002）在《自然休养林使用者满意度的研究》中提到，自然休养林是拥有茂密树林、清新空气、干净的水、美丽景色等功能的，有正常山林经营的，在森林内部有休息所需的最小限度基本设施的，为国民体验自然学习，为山林所有者收入提高作出贡献的森林；杨家琦等（2003）在《健康休养地的森林环境开发》中提到，自然休养林是可以开展自然游览、徒步旅行、野游、野营、滑雪、森林浴等活动的森林，这些森林开展道路网、设置观光设施。通过对"自然休养林"各种定义的分析，我们认为，自然休养林是指拥有良好的森林环境，为国民的学习自然、保健休养活动提供户外娱乐、体验教育设施和空间的，以恢复体力和获得主要愉悦感受为目的的场所。

7.1.2　自然休养林旅游在各国的发展概况

1985 年，美国总统里根下令成立"户外游憩总统委员会"，还于 1987 年制定并实施了"美国伟大的户外游憩战略"，并且进行试点。美国 92%以上的林地（包括公有林地和私有林地）都开展户外游憩。新西兰的森林游憩也是世界上开展较早的国家之一，从 1919 年第一任林务局倡导森林游憩至今。1983 年日本林野厅发起"入森林、浴精气、锻炼身心"的森林浴运动和绿色运动，开放 92 处共 120 万 hm^2 的森林游乐区。日本政府为了发挥森林的多种功能，加强了森林游憩林的管理，目前，日本每年约有 8 亿人次进行"森林浴"。在韩国，1988 年开始建造自然休养林。1973 年，韩国开始实施为期 10 年的《林业发展计划》，1988 年已进入第 3 个十年计划阶段，而自然休养林就是在第 3 次计划之内以国立自然休养林为中心形成的。到 2012 年为止，已经运营了 135 个自然休养林。这些休养林分别由国立自然休养林管理所、地方自治团体、个人等进行管理，而其中的 39 处自然休养林是归国立自然休养林管理所管辖，对林内的植物保存及设施进行统计和维护。

中国台湾林务局从 1965 年开始规划建设森林游乐区，至今已建成 20 多处。台湾的森林游乐区每年接纳游客 500 万人次以上，成为台湾林业的支柱产业和旅游业的重要组成部分（张建华等，2008）。而中国大陆地区在 20 世纪 80 年代开始发展森林旅游，自 1982 年建立第一个国家森林公园以来，森林公园已成为中国林业和旅游业中的一支新兴力量。随后相继建立了各种等级的森林公园和自然保护区。在森林旅游项目中，以休养保健为主要目的的森林游憩区开始备受青睐，休养保健旅游将是全世界 4 种新兴的旅游形式之一（彭万臣，2007）。但由于中国森林保健旅游起步较晚，人们认识水平较低，缺乏对自然休养林知识，且自然休养林数目较少、其建设缺乏理论研究和方法指导，所以中国自然休养林旅游还处于起步阶段。

7.2　韩国自然休养林的发展特征

7.2.1　韩国自然休养林的发展历程

1961 年韩国政府颁布了《森林法》，旨在使森林资源得到更好的保护和增值，引导林业走上可持续发展的道路。随着国民经济的发展、城市化的增加，国民对山林休养的需求开始增加，因此 1988 年开始建造第一个自然休养林，即大关岭自然休养林，1992 年开始建造树木园，1994 年开始建造山林浴场，1995 年开始建造山林博物馆，2002 年开始建造城市林。1973 年，韩国开始实施为期 10 年的《林业发展计划》，1988 年已进入第 3 个十年计划阶段，而自然休养林就在第 3 次计划之内以国立自然休养林为中心形成的。从 1988 年指定开始到 2003 年年末，指定个数有 202 个，面积达到 180 090 hm²，这些相当于韩国山林面积的 2.8%，其中完成开发的自然休养林到 2004 年年末达到了 94 个，形成面积有 118 149 hm²（金哲元等，2007）。这些休养林分别由国立自然休养林管理所、地方自治团体、个人等进行管理，到目前为止，其中 39 处自然休养林是归国立自然休养林管理所管辖，对林内植物、设施进行统计和维护。

根据韩国山林厅 2008 年的数据统计，韩国国土面积的 64%（6 464 万 hm²）是森林，其中私有林占 68%，国有林占 24%，集体林占 8%。丰富的森林资源给韩国自然休养林的建设创造了良好的自然环境。自然休养林在韩国之所以发展如此迅速，是因为韩国人以热爱登山著称。韩国森林的体验和教育设施完善为韩国人登山提供了便利，也为市民周末度假提供了方便，这些设施低价甚至免费提供，自然休养林成为市民学习自然、休闲度假、享受生活的好去处。

7.2.2　韩国国立自然休养林的发展特征

（1）时间变化特征

在韩国，1988 年开始建造自然休养林。1973 年，韩国开始实施为期 10 年的《林业发展计划》，1988 年已进入第 3 个十年计划阶段，而自然休养林就是在第 3 次计划之内以国立自然休养林为中心形成的。1998 年通过认定的自然休养林总数达到 67 个，其中国立自然休养林达到 24 个；1999 年自然休养林总数达到 70 个，其中国立自然休养林达到 24 个；2000 年自然休养林总数达到了 76 个，其中国立自然休养林达到 37 个；2001 年自然休养林总数达到 89 个，其中国立自然休养林达到 30 个；2001 年自然休养林总数达到 92 个，其中国立自然休养林达到 30 个；截至 2012 年，全国自然休养林总数为 135 个，其中国立自然休养林达到 39 个。由此可知，随着时间的推移，国立自然休养林数目虽然增加得缓慢，但是依旧呈上升趋势。

（2）空间分布特征

从空间分布规律上分析（表 7-1），江原道地区自然休养林分布数量最多，国立自然休养林也最多。江原道位于韩国东北，自古以来就以名山胜水著称，是韩国首屈一指的旅游区。其中，韩国最早建立的自然休养林——大关岭自然休养林就是在此地区。除此之外，由表可知，济州岛有 2 个自然休养林，而且都是国立自然休养林。而济州岛是韩国最大的岛屿，在生态资源方面拥有得天独厚的优势，是韩国最著名的旅游胜地。韩国政府于 2002 年成立济州岛国际自由都市开发中心，将环保放到首要的位置，2004 年联合国环境项目会议指定其为生态保护区。

表 7-1　国立自然休养林空间分布表

分布地区	自然休养林总数	其中：国立自然休养林数量
京畿道	17	4
江原道	28	12
忠清北道	15	3
忠清南道	14	3
全罗北道	21	3
全罗南道	9	3
庆尚北道	11	6
庆尚南道	18	3
济州岛	2	2
总计	135	39

截至 2012 年 8 月，韩国国内共认定了 39 个国立自然休养林（图 7-1）。

7.3　韩国自然休养林的申请

7.3.1　自然休养林的申请流程

自然休养林申请有一个具体流程，即申请人需要把申请书和有关自然休养林的土地调查报告、收益权证明材料、位置选择的材料、建设运行的概要书以及审查文本材料提交给林地所在地的市长、郡守或区长。在接到申请书后，市长、郡守或区长将指定的申请书和相关材料以及可行性评估调查书提交给山林厅厅长。其中，可行性评估调查书是由韩国山林休养学会的会员组成专家评审团来进行评估。他们每年 4 次对全国的自然休养林依次实施评估，但由于各种限制性因素，一年实际上进行 1~3 次的评估。基本流程见图 7-2。

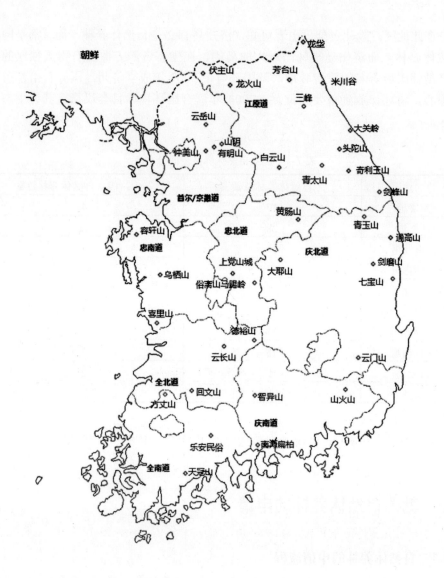

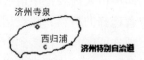

图 7-1　韩国国立自然休养林分布示意图

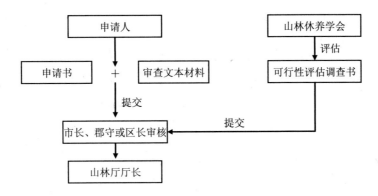

图 7-2　具体流程图

7.3.2　自然休养林的申请书

申请设立自然休养林需要向当地行政长官提交申请书，申请书的主要内容包括申请者及其基本情况、自然休养林的名称、申请理由及附件材料等，见表 7-2。

表 7-2　自然休养林申请书

自然休养林申请书				处理期限	
				30 天	
申请人	姓名（代表者）		出生年月		
	住址（机关名）	（电话：　　　　）			
山林所在地（位置）			区域面积		m^2
自然休养林名称					
自然休养林的（解除、变更）申请理由					

第 13 条第 1 项（第 18 条第 1 项）根据"山林文化、休养法的行为准则"，在此，我希望申请自然休养林预留地。

年　　月　　日

申请人

尊上

附加材料

1. 确认变更者

（1）包含土地编号、土地类型名称、土地面积、所有者的土地调查报告书（一份）

（2）山林所有权及使用收益权的证明材料（一份）

（3）自然休养林的预定地的位置（地形图）和区域的材料（地形图）（各一份）

（4）要设置的主要设施以及关于自然休养林的建设方向的概要书（一份）

2. 确认解除申请者：没有

7.3.3 自然休养林的申请所需提交的材料

申请自然休养林所需要提交的材料主要包括土地调查报告书、所有权证明、选址情况和建设规划四个方面（表 7-3）。

表 7-3 审查文本材料

需提交的材料	
1. 包含土地编号、土地类型名称、土地面积、所有者的土地调查报告书（一份）	√
2. 山林所有权及使用收益权的证明材料（一份）	√
3. 自然休养林的预定地的位置（地形图）和区域的材料（地形图）（各一份）	√
4. 要设置的主要设施以及关于自然休养林的建设方向的概要书（一份）	√

7.4 韩国自然休养林的评估标准

韩国自然休养林的评估非常详细和认真，要求很严格。韩国山林厅 2012 年 2 月 1 日最新公布了自然休养林建设可行性评估调查要求，并要编制评估调查书，该评估书要求从景观、位置、面积、水系、休养诱因、开发条件 6 个方面对自然休养林进行详尽而严格的评估。该评估调查书由 6 个大项目、32 个小项目组成，各项目以 5 分（满分为 5 分）作为标准，进行详细说明，也足见韩国自然休养林的申请和评定的复杂性、严谨性。

7.4.1 景观评估细则

景观评估标准共有 9 项，分别是标高差、环境破坏程度、有无眺望地点、危险因素、独特性（瀑布、岩石、沼泽、洞窟）、树的年轮、植物多样性、植物生长状态、野生动物的物种多样性等。具体评估细则及赋分见表 7-4。

7.4.2 位置评估细则

位置评估共有 3 项，即非柏油路长度、道路宽度、邻近城市和道路指数。具体评估细则及赋分见表 7-5。

表 7-4　自然休养林景观评估标准

项目	评价分数				
	1 分	2 分	3 分	4 分	5 分
（1）标高差	≤100 m	100～200 m	200～300 m	300～400 m	≥400 m
（2）环境破坏程度	非常严重	一般严重	普通	健康	非常健康
（3）有无眺望地点	只有 1 个方向	至少 2 个方向	至少 3 个方向	3 个方向，2 个地点以上	总共 4 个方向
（4）危险因素	2 个以上	1 个	普通	好	非常好
（5）独特性					
瀑布	没有	稀少	高度 2～3 m	高度 4～5 m；高度 2～3 m，2 个	高度 6 m 以上，1 个；4～5 m，2 个；2～3 m，4 个
岩石	没有	稀少	宽度 25～50 m²	宽度 50～100 m²；25～50 m²，2 个	≥100 m²；50～100 m²，2 个；25～50 m²，4 个
沼泽	没有	稀少	直径 4～6 m	直径 7～9 m	直径 10 m 以上；7～9 m，2 个；4～6 m，4 个
洞窟	没有	—			
（6）树的年轮	10 年以内	20 年以内	30 年以内	40 年以内	超过 40 年
（7）植物多样性	单一	比较单一	普通	多样	多样，有特殊植被
（8）植物生长状态	非常不好	不良	普通	良好	非常好
（9）野生动物的物种多样性	少见	物种存在的痕迹	看到动物的可能性	种类多样性高	种类多样性很高

说明：（3）眺望地点：在指定自然休养林预定地区内，除了指定地点，还存在可以眺望的地点。

（4）危险因素：主要包括泥石流、采石场等矿山、火山地、不合格的建筑物、垃圾的填埋地、频繁的车辆运行。

（5）独特性：瀑布、岩石、沼泽、洞窟，计算其中 2 个项目的平均分数的总和。

表 7-5　自然休养林位置评估标准

项目	评价分数				
	1 分	2 分	3 分	4 分	5 分
（1）非柏油路长度	25 km 以上	24 km 以内	16 km 以内	8 km 以内	4 km 以内
（2）道路宽度	不足非机动车车道的宽度	可扩大为单车道	单车道	可扩大为双车道	双车道
（3）邻近城市和道路指数	指数 6	指数 5	指数 4	指数 3	指数 2

说明：（3）道路指数：接近时间（0.5 h 车程）× 城市指数 – 作用的最小值。其中城市指数 300 万人以上：1；100 万～300 万人：2；10 万～100 万人：3；不足 10 万人：4。

7.4.3　面积评估细则

面积评估共有 3 项指标，包括国立和公有、私有、岛屿地区等。具体评估细则及赋分见表 7-6。

表 7-6　自然休养林面积评估标准

项目	评价分数				
	1 分	2 分	3 分	4 分	5 分
（1）国立和公有	30～50 hm²	50～70 hm²	70～100 hm²	100～150 hm²	150 hm² 以上
（2）私有	20～30 hm²	30～40 hm²	40～70 hm²	70～100 hm²	100 hm² 以上
（3）岛屿地区	10～15 hm²	15～20 hm²	20～30 hm²	30～50 hm²	50 hm² 以上

7.4.4　水系评估细则

水系评估共有 7 项指标，包括主流长、最大溪流宽度、水质、溪岸长度、溪岸宽度、水系景观、流水期间等。具体评估细则及赋分见表 7-7。

表 7-7　自然休养林水系评估标准

项目	评价分数				
	1 分	2 分	3 分	4 分	5 分
（1）主流长	占主要溪谷最长长度的 10%	占主要溪谷最长长度的 20%	占主要溪谷最长长度的 30%	占主要溪谷最长长度的 40%	占主要溪谷最长长度的 50%
（2）最大溪流宽度	2 m 以下	3～4 m	5～6 m	7～8 m	9 m 以上
（3）水质	污染严重	污染轻微	普通	比较干净	非常干净
（4）溪岸长度	不足驻留场长度的 20%	驻留场长度的 20% 以上	驻留场长度的 50% 以上	驻留场长度的 70% 以上	驻留场长度的 80% 以上
（5）溪岸宽度	边长 5 m 以下	6～10 m	11～15 m	16～20 m	21 m 以上
（6）水系景观	非常不好	不好	普通	良好	非常好
（7）流水期间	3 个月	4 个月	6 个月	8 个月	12 个月

说明：在主流长（主要溪谷的长度）的 1/3 地点的评价。

7.4.5　休养诱因评估细则

休养诱因共有 4 项指标，包括历史文化性遗产、休养机会的多样性、有无特产、开发前的利用标准。具体评估细则及赋分见表 7-8。

表 7-8　自然休养林休养诱因评估标准

项目	评价分数				
	1 分	2 分	3 分	4 分	5 分
（1）历史文化性遗产	没有	村庄、乡、庇护所	市、郡、庇护所	庇护所、纪念物、传闻	国宝、宝物、史迹、文化遗产、自然纪念物 5 种以上
（2）休养机会的多样性	1～2 种	—	3～4 种	—	5 种以上
（3）有无特产	没有	—	特产开发的可能性	特产、泉水开发的可能性	有著名特产、泉水
（4）开发前的利用标准	专门利用	—	偶尔利用	—	普通利用

说明：（2）休养机会：散步、休息、野营、学习自然、登山、游乐、钓鱼、狩猎、骑马等。

7.4.6　开发条件评估细则

开发条件共有 6 项指标，分别为设施可用面积、土地所有权、土地利用的限制因素、过去灾害的频繁度、预算开发费、停车场的确保等。具体评估细则及赋分见表 7-9。

表 7-9　自然休养林开发条件评估标准

项目	评价分数				
	1 分	2 分	3 分	4 分	5 分
（1）设施可用面积（倾斜 15°以下）	其最小面积不足指定山林的 1%	其最小面积不足指定山林的 2%	其最小面积不足指定山林的 3%	其最小面积不足指定山林的 5%	其最小面积占指定山林面积的 5%以上
（2）土地所有权	所有者 5 人以上	所有者 4 人	所有者 3 人	所有者 2 人	所有者 1 人
（3）土地利用的限制因素	非常多	多	普通	没有	完全没有
（4）过去灾害的频繁度	频繁	—	少有	—	没有
（5）预算开发费	需要	—	普通	—	没有
（6）停车场的确保	没有停车空间	—	确保可能性（小型）	确保可能性（大型）	现有停车场利用的可能性

7.5 济州岛国立自然休养林的开发特征

7.5.1 济州岛自然休养林概况

济州岛是韩国第一大岛，位于朝鲜半岛西南海域，地处远东地区的中心部，北距韩南部海岸 90 多公里，东与日本的九州岛隔海相望，扼守朝鲜海峡门户，地理位置重要。因受近海暖流的影响，全年气候温和，有"韩国的夏威夷"之称。漫长的海岸线长达 256 km，使济州岛的气候兼有亚热带海洋性气候和四季分明的温带气候特征。夏天最热为 33.5℃，1 月最冷为 1℃，年平均气温是 16℃，是在韩国全年温差最小、天气温暖的地方，吸引着来自世界各国的游客。以汉拿山为界，济州市和西归浦市的气候有差别是济州岛的特点之一，尤其在汉拿山可以看到垂直栖息亚热带、温带、热带动植物的特异景象，春秋季节是最适宜游览济州岛。目前，济州岛上有寺泉和西归浦两处国立自然保养林，是游客进行森林保健旅游的最佳场所。

（1）寺泉自然休养林

1997 年 7 月正式开放的济州寺泉自然休养林（Jeolmul Natural Recreation Forest）位于济州市奉盖洞，森林总面积 300 hm^2，其中人工林 200 hm^2，天然林 100 hm^2，主要由杉树和松树组成。因为这里有 40～45 年生长的密密匝匝的杉树，即使在夏季也可以感受到凉爽的寒气，是全韩国来访人数最多、最有名的山林休闲空间。在休闲林内具有脚部按摩效果的散步小路、长生林道、山林文化休养馆、寺泉山、药泉水、荷花池、木工艺体验场、运动设施、儿童游乐设施、丛林之家住宿设施等多样设施，适合家庭中的男女老幼轻松游玩。在休养林内栖息着多种多样的动植物，在散步的时候有可能看到獐子。住宿设施"山林文化休养馆"有 6～8 人间可供游客使用。登上寺泉峰，站在展望台，如果天气好的话，可以一眼望到位于东边的城山日出峰、西边的无愁川、北边的济州市。即使干旱也绝不断流的药泉水由于对神经痛和肠胃病有着特殊的功效，所以这里是来访人们的必访线路之一。

（2）西归浦自然休养林

沿着 1 100 号道路向西归浦方向走，经过灵室，就是西归浦自然休养林（Seogwipo Natural Recreation Forest），距西归浦市内约 30 min 车程，于 1995 年 3 月开放。这里有郁郁葱葱的山林，明澈的溪水和清新的空气，从走进去的瞬间使人感觉到清新与健康。山林浴场由 50 年生的郁郁葱葱的扁柏构成，有春季的映山红、夏季凉爽的小溪和树林、秋季的枫叶、冬季的雪景等，可以感受到四季分明，是韩国最佳的休养林之一，也是野营一族的最爱。休养林中除了野营还提供森林之家、山林文化休养馆、会议室（森林修炼场）等住宿与体验设施。林中分布着可以散步的生态观察路和健康指压板，在循环路 2.7 km 处开始的法井寺眺望台上，可以眺望到西归浦市内、最南端的马来岛和汉拿山，是最佳观景点。

7.5.2　开发形式

（1）以具有保健功能的林区为依托

在韩国，自然休养林是具有疗养价值的林区，森林资源丰富，休养环境良好，且树种多样。济州岛的两个自然休养林也是如此（表 7-10），其中，寺泉自然休养林是韩国最有名的杉树造林地区，50 多年的杉树郁郁葱葱挥发出大量的"芬多精"。上午 6 点和下午 12 点到 2 点是"芬多精"挥发量最多的时段。而在西归浦自然休养林中温带和亚热带的物种分布广，一年四季的风景非常分明。因此，它们都是以具有保健功能的林区为依托。

表 7-10　自然休养林森林资源

自然休养林名称	代表树种
寺泉自然休养林	杉树（为主）、连理树、松树
西归浦自然休养林	扁柏树（为主）、枫树、栗子树

（2）以森林步道为核心安排项目

韩国的国立自然休养林接待设施较齐全，大都相同或相似，可以满足游客康体、休养以及吃住行游娱购等综合需求。此类型自然休养林除了提供良好的森林休养环境，还配备了多条步道路线，以及多样的森林旅游产品和丰富的体验活动。寺泉、西归浦自然休养林亦是如此（表 7-11），其中寺泉自然休养林的游客类型主要集中在中老年人，因为其散步小路平缓没有台阶，适合老人和小孩游玩，而且可以专门接待残疾人士。除此之外，寺泉自然休养林的泉水对神经痛和胃肠疾病有治疗效果，这里作为济州市 1 号引用泉水的源头一直被特殊管理着。

表 7-11　自然休养林步道及设施情况

自然休养林名称	步道数	步道名称	配备设施情况
寺泉自然休养林	5	（1）登山小路	"森林之家"住宿、运动、游乐、眺望台、森林文化休闲馆、生态荷花池、体验场、泉水区
		（2）天籁路	
		（3）杉郁路	
		（4）长生林间小路	
		（5）森林文化体验路	
西归浦自然休养林	3	（1）登山森林小径	"森林之家"住宿、运动、游乐、眺望台、森林休养馆、生态荷花池、野营场、泉井、菌类养殖场
		（2）健康散步路	
		（3）森林散步路	
		（4）生态观察路	

7.5.3　活动内容

进行活动的形式是多种多样的，但基本可以分为步行休养、静坐休养、睡觉休养和运动休养。

（1）步行休养

不同年龄和不同体质的游客往往会选择其中不同的游憩类型。如步行休养，一般适合于中老年人，在林内漫步，宜选择平缓道路缓行；而青年人选择有一定坡度道路中速行。自然休养林的路线图中都会有步道介绍，明确指出每条步道需耗费的时间、路程总长度、路面的材质，尤其是西归浦自然休养林中，还会告诉每条路应该穿什么样的鞋去步行（表 7-12）。

表 7-12　西归浦自然休养林生态观察路

名称	长度/km	需要时间/min	路面	使用方法
生态观察路	2.2	30	木板+石头路	赤脚
森林步道	4.8	120	椰子路+土路	普通、登山鞋
登山森林小径	3.2	80	树林路+登火山丘	登山鞋

（2）静坐休养

静坐休养是指静坐在林内木椅或是林中草坪上以及专门的静坐木台，进行深呼吸等慢运动，或者静卧在林内吊椅或草坪上，闭目养神，放松身心。比如，在西归浦自然休养林中有 3 个野营场，是可以提供野营、静卧的地方。在西归浦环形步行道路上分布着 9 个休息点，其中 1 个是生态练习场，就是专门提供静坐休养的场所。

（3）睡觉休养

睡觉休养是指游客居在"森林之家"住宿，在其享受良好的配套设施和服务设施，适合于年龄较大或体弱有慢性病的游客。

（4）运动休养

运动休养则一般适合于中青年人群，在林内进行各种形式的活动，如在林内空地上练气功、打太极拳、竞技运动以及其他体育活动等。此外，还可以参加登山运动，锻炼身体。

7.5.4 经营管理特点

（1）依托机构进行运营

韩国山林厅规定自然休养林采用三种形式进行运营，为国立、公有、私有，分别由国立自然休养林管理所、地方自治团体、个人等进行管理。截至 2012 年，韩国有 135 个自然休养林，其中 39 个为国立自然休养林，占 28.9%，归国立自然休养林管理所管辖，对林内的植物保存及设施进行统计和维护。除此之外，寺泉、西归浦自然休养林都有各自的管理结构来进行日常管理。

（2）采取不同营销策略

①依托网络

寺泉、西归浦自然休养林都是独立型自然休养林。独立型自然休养林是指在相对良好的森林环境下，建立独立存在的有一定规模的自然休养林，利用网络、报纸杂志及电视广播等媒体进行广泛的宣传。目前，它们很少与旅行社进行合作，一般会在本地区政府网站或本自然休养林的官方网页上对其森林旅游产品进行宣传，游客可以通过网络提前预约，申请参加自然休养林旅游项目。而针对的游客都是周边地区的，但因为济州岛是国际旅游岛屿，因此也会接待部分国际游客。而类似性质的日本森林浴基地，则大部分是采用联盟的形式对外开放。

②依托休养项目盈利

调查发现，济州岛国立自然休养林多以提供丰富的休养项目（森林保健旅游产品）为主要盈利手段，常见的森林保健旅游产品有：森林之家、山林休养馆、野营场、研讨会议室等（见表7-13）。除此之外，在寺泉自然休养林中药泉水是特殊的森林保健旅游产品，也最受游客欢迎。而在西归浦自然休养林中的野营场也是其特殊的森林保健旅游产品，最受家庭、情侣和团队的青睐。国立自然休养林都是政府投资建造的，一般只收取比较低的门票费用，大约 1 000 韩元（约人民币 6 元）。多数休养项目都是免费的，但"森林之家"等住宿类费用则需另外收费，收取的费用也随着淡季和旺季而不同。比如，在淡季的时候，住宿费用在 40 000～60 000 韩元（人民币为 240～360 元）（表 7-14）。

表 7-13　西归浦自然休养林收费表

住宿设施名	规模	淡季	旺季
森林之家	5 人（33.05 m²）	40 000 韩元	74 000 韩元
	6 人（39.66 m²）	50 000 韩元	90 000 韩元
	8 人（49.58 m²）	60 000 韩元	104 000 韩元
山林休养馆	4 人（26.44 m²）	32 000 韩元	57 000 韩元
	5 人（33.05 m²）	40 000 韩元	73 000 韩元
	6 人（39.66 m²）	50 000 韩元	89 000 韩元
	8 人（49.58 m²）	60 000 韩元	102 000 韩元
野营场	1 日/1 个	6 000 韩元（野营时间：当日 16:00—次日 9:00）	
会议室	80 人（248m²）	4 个小时以内：5 万韩元；4 个小时以上：10 万韩元	

注：调查时间为 2012 年 10 月。

表 7-14　寺泉自然休养林收费表

住宿设施名	规模	淡季	旺季
森林之家	4 人（27 m²）	32 000 韩元	58 000 韩元
	6 人（34 m²）	40 000 韩元	74 000 韩元
	8 人（50 m²）	60 000 韩元	104 000 韩元
	11 人（66 m²）	70 000 韩元	117 000 韩元
山林文化休闲馆	6 人（34 m²）	40 000 韩元	73 000 韩元
	8 人（50 m²）	60 000 韩元	102 000 韩元
山林修炼场	20 人（87 m²）	120 000 韩元	180 000 韩元

注：调查时间为 2012 年 10 月。

7.5.5　人才培养特色

在人才培养方面，每年每个国立自然休养林都会根据山林厅的法则来征集森林解说员和森林向导。应聘者（18 岁以上，就业弱势群体优先）需要递交申请材料（表 7-15），申请材料过关后，需要准备 10 min 的森林解说演讲，经过评审团的评定和给定的分数，分高者将被录用。拿到森林解说员或森林向导的资格者可以进入该自然休养林工作，两者主要对游客进行专业指导。调查得知，森林解说员和森林向导对国外游客影响力很大，有他们的陪同指导在一定程度上提高了其休养的效果。

表 7-15　应聘者申请材料

申请材料
（1）应聘申请书（一份）
（2）身份证副本：家长或扶养家属确认用
（3）就业登记证、技术教育进修证、毕业证明书、资格证副本、在相关领域工作经验证明书
（4）进行森林解说时的演示计划书

7.5.6　经验与启示

随着保健旅游业的迅速发展和人们生态意识的加强，森林保健旅游受到越来越多人的重视与欢迎。韩国是森林保健旅游开发的先进国家，自然休养林的开发经验能为中国正在起步的森林保健旅游提供有益的参考价值。

（1）开发建设方面

休养林旅游开发的主要形式是建立自然休养林，为游客提供一个进行休闲康体保健活动的场所。目前中国的森林公园和自然保护区的数目较多，而类似自然休养林的建设较少，且大多附属于某些森林公园或风景名胜区内，真正独立兴建并配有较为齐全设施、开放接待游客的自然休养林项目尚不多见。济州岛寺泉、西归浦自然休养林的开发经验值得借鉴：①制定全面具体的评估标准是基础，申请单位可以根据其评估标准进行自然休养林场址选择、面积规模、步道设计、森林旅游产品设计以及相关滞留设备的建设等；②重视自然休养林能带来康体保健的功效，同时进行森林知识的普及以及如何对森林进行详细的解说；③结合各区域森林环境的特点，从不同角度出发建立不同类型的自然休养林，为游客进行休闲、娱乐活动提供更为多样的选择。

（2）宣传营销方面

在宣传营销方面，济州岛寺泉、西归浦自然休养林不但在国立自然休养林管理所的网站主页上公布详细信息，而且在各休养林所在的地区政府网站或旅游网站以及本休养林的门户网页上都有着详细具体的宣传资料，游客可以通过网络迅速地了解到各休养林的情况，并且可以在网上进行预约，申请参加自然休养林旅游项目。可以结合中国的具体情况，建设森林保健林，将森林保健旅游产品与旅行社进行合作，拓宽森林保健旅游的宣传渠道，让更多的民众了解森林保健林，积极地参与休养疗养活动，从而促进中国森林保健林保健旅游更快更好地发展。

（3）人才培养方面

促进自然休养林旅游的发展、加快自然休养林的建设，人才的培养是关键。在人才培养方面，中国可以参考韩国国立自然休养林中森林讲解员和森林向导的培养特色，选拔一批可为游客进行专业指导的专业人才。在结合中国的具体情况下，通过审查选拔出一批提供专业性指导的森林保健旅游人才。

8 森林保健旅游开发

我国森林资源丰富，森林类型多样，森林生态环境优越，为开发森林保健旅游提供了绝佳的场所，为森林保健旅游的发展奠定了坚实的基础。结合我国的实际情况和市场需求的特征，我国森林保健旅游开发可以围绕森林疗养度假区、森林保健中心、森林保健公园、森林疗养社区、森林保健人家、森林野营地等项目来进行。

8.1 森林疗养度假区开发

森林疗养度假区是以森林优越的自然生态环境资源为核心吸引物，运用"森林医学"原理为"亚健康"群体提供疗养、康复、休憩、度假的专门旅游区。森林疗养度假区服务的对象通常为饱受城市环境污染影响的大中城市居民，要求疗养度假区具有优越的森林保健旅游资源，并运用医学、生理、心理等科学技术方法，将森林保健疗养价值充分发挥出来，为保健旅游者服务，通过一定时期的疗养度假，可消除或部分消除游客的"亚健康"状态，恢复身心健康。

8.1.1 基本条件

（1）区位交通

森林疗养度假区的选址通常距离大中城市等主要客源地不超过 3 h 车程，与主要交通干线的距离不超过 1 h 车程。

（2）用地条件

拟建森林疗养度假区总面积不低于 100 hm²，其中可用于疗养度假设施建设用地不少于 5 hm²，建设用地坡度小于 20°为宜。用地日照与通风条件良好，南坡或东南坡向为佳。

（3）资源条件

拟建森林疗养度假区内森林景观资源良好，无大面积毁坏森林植被。水资源丰富，且水体景观具有较好的利用价值。疗养度假区的环境资源应满足空气质量、水质、植被、空气负离子等 10 条自然环境资源条件要求，见表 8-1。

表 8-1　森林疗养度假区环境条件要求

序号	环境资源类型	条件要求
1	空气质量	达到国家一级标准
2	水质条件	地表水必须达到Ⅱ类水标准及以上，地下水必须达到Ⅲ类水标准及以上
3	植被覆盖率	植被覆盖率必须达到 60% 以上，区内有游憩保健利用价值的森林面积应达到 20 hm² 以上
4	空气负离子浓度	区域内空气负离子水平普遍达到 1 000 个/cm³ 以上，或者进行环境改造能将空气负离子水平提高到 1 000 个/cm³ 以上
5	空气细菌含量	不应超过 500 个/m³
6	植物精气	乔木叶片单萜烯和倍半萜烯相对含量之和大于 80% 的树种大于 4 种，郁闭度 0.7 以上，树高普遍大于 6 m，面积不少于 10 hm²
7	声环境质量	达到 0 类标准，大型森林疗养度假区达到 1 类标准
8	舒适旅游期	秦岭淮河以北在 120 d 以上，秦岭淮河以南应在 135 d 以上
9	天然辐射剂量	天然外照射贯穿辐射剂量不超过国家标准限值
10	土壤环境质量	达到国家一级标准

8.1.2　开发思路与建设要求

（1）开发思路

自然环境资源是森林保健旅游开发的核心资源，在开发实践中，应深入调查区域内城镇居民对森林休闲、疗养度假的需求，充分利用本区域森林公园、自然保护区、林场等优良的森林环境资源，建设森林疗养度假区。它是充分发掘森林环境资源保健价值服务于游客的重要手段，也是各地区大众观光休闲旅游产品的有效补充，更是旅游新业态发展的新亮点和新方向。

森林疗养度假区应配套高端生态休闲、养生度假设施，以"健康长寿、舒适快乐、优雅安全"为理念，高起点规划、高标准建设、高质量管理，打造区域森林旅游品牌。

（2）建设要求

建设要求是指导森林疗养度假区开发建设的指导性技术标准，包括设施建设、交通建设、环境保护三个方面，共计 16 条，见表 8-2。

表 8-2 森林疗养度假区开发建设具体要求

建设项目	开发建设要求
设施建设	（1）住宿设施达到四星级宾馆及以上标准，标准间建筑面积 45～60 m²，接待床位数 400 个以上； （2）环境要求采光好、通风透气、节能环保； （3）建筑层数不超过 3 层，最大容积率≤0.6，色彩与周围环境协调； （4）建筑材料注重"健康、安全、本土"，必须是无毒无害的材料； （5）装修材料、家具、用具应坚持环保，有益于健康，追求环境质量； （6）有休闲娱乐、运动、会议等配套设施，可开发森林人工温泉旅游产品； （7）有 3 hm² 以上，专门营造具有强身健体功能的保健森林作为森林浴场； （8）有空气负离子呼吸区，接待容量达 40 人以上
交通建设	（9）公路和游道的建设尽量避免对环境的破坏，路面建设不能使用有毒有害的原料和材料，同时做好绿化和美化； （10）区内只允许电瓶车和专门的环保车进入，其他车辆只允许停在度假区外专用停车场
环境保护	（11）厕所污水和生活污水分别处理，厕所污水必须通过管道、管网或运输工具运出度假区之外，进行专门处理，以保证度假区不受到厕所污水的影响，避免破坏度假区的水环境和空气环境；生活污水要专门进行处理，处理成为中水，用于洗车、冲洗地面或用于灌溉蔬菜基地等； （12）日常餐厨洗涤剂必须是无磷的，餐厨垃圾每天均运出度假区，进行专门处理；厨房废水应经过多次过滤，使油污和残渣得到清除，再排入生活污水系统； （13）固体垃圾应分类收集，集中统一处理； （14）度假区内应使用太阳能、沼气、电、液化气、天然气等清洁能源； （15）度假区内食用的粮食、瓜果、蔬菜、肉类、豆制品、奶制品等，必须是绿色食品、有机食品，有专门的供应基地，由经过国家农业部门验收合格的生产基地供应；一切有害于健康的食品、用品不能在度假区内上架和销售； （16）严格控制游客的人数，不准超过环境容量；本土居民如人数过多，可以考虑外迁；禁止外地居民迁入度假区

8.1.3 森林疗养旅游区开发案例

（1）案例地基本情况

①旅游区概况

浙江某省级森林公园（S 森林公园）地处浙江省温州市，距离温州市区 160 km。S 森林公园山地属浙闽山地组成部分中山地带，海拔 380～1 362 m。公园规划总面积 5 440 hm²，森林植被良好，森林覆盖率为 95.4%，公园里森林碧森森、绿茫茫，深藏着季相变化、春华秋实、晨昏更迭等森林景观丰富，使这里林海生辉。森林中野果繁多、百鸟啼鸣、百虫对唱，增添了森林公园特有的野趣。浓密的森林、参天的大树是天然的空调器，森林里丰富的空气负离子十分有益于人体健康。公园距文成县城 48 km，距温州市区 160 km。龙丽温高速公路穿过林场南部，在西坑出口，距公园 10 余 km。新 56 省道建成后，公园到县城时间缩短一半，约30 min 车程。

②用地范围

森林疗养度假区位于 S 森林公园内，用地范围为 S 森林公园蓄木场及周边用地，规划用地 500 hm²。

③资源条件

S 森林公园是温州海拔最高、面积最大、植被最好的林场，有"浙南明珠"、"森林王国"、"清凉世界"的美誉，森林覆盖率 95.4%。植被以黄山松、柳杉、硬阔叶林为主。根据监测与评价，S 森林公园的环境质量达到了森林疗养度假区环境本底条件的 10 条要求。

（2）森林保健旅游资源

根据吴楚材主持、郑群明负责的温州市森林生态旅游规划的要求，组织了 S 森林公园的地表水水质、环境空气质量、空气负离子浓度、空气中微生物数量、声学环境质量、土壤环境质量等保健旅游资源的调查监测与评价。

①地表水资源

2011 年 10 月 22—25 日，根据《环境监测技术规范》及有关规定，对 S 森林公园的蓄木场、上石角、种羊场进行了地表水质监测。共监测了 3 条溪流共计 4个断面的水质，分别为蓄木场下游 1 000 m 断面、蓄木场上游 500 m 断面、种羊场水库上游小溪断面、上石角小溪断面。每个断面水质监测项目共计 29 项，参与评价项目 28 项，监测分析方法按《环境监测技术规范》执行，评价标准采用《地表水环境质量标准》（GB 3838—2002）中的 Ⅰ 类和 Ⅱ 类评价标准，标准中未列入的项目，采用相关标准并加以特别注明，见表 8-3。本次监测共获得有效监测数据 348 个。

表 8-3 地表水质评价标准值表（Ⅰ、Ⅱ类）   单位：mg/L

序号	监测项目	Ⅱ类评价标准值	Ⅰ类评价标准值	序号	监测项目	Ⅱ类评价标准值	Ⅰ类评价标准值
1	水温/℃			16	石油类	≤0.05	
2	pH	6～9		17	氰化物	≤0.05	≤0.005
3	溶解氧	≥6	≥7.5	18	挥发酚	≤0.002	
4	高锰酸盐指数	≤4	≤2	19	铅	≤0.01	
5	氨氮（NH$_3$-N）	≤0.5	≤0.15	20	阴离子表面活性剂	≤0.2	
6	总磷	≤0.1（湖库要求≤0.025）	≤0.02（湖库要求≤0.01）	21	硫化物	≤0.10	≤0.05
7	铜	≤1.0	≤0.01	22	粪大肠菌群/（个/L）	≤2 000	≤200
8	总氮	≤0.5	≤0.2	23	硫酸盐（SO$_4^{2-}$）	≤250	
9	化学需氧量（COD$_{Cr}$）	≤15		24	氯化物（Cl$^-$）	≤250	
10	五日生化需氧量（BOD$_5$）	≤3		25	硝酸盐（NO$_3^-$-N）	≤10	
11	氟化物	≤1.0		26	铁	≤0.3	
12	硒	≤0.01		27	锰	≤0.1	
13	砷	≤0.05		28	锌	≤1.0	≤0.05
14	汞	≤0.000 05		29	镉	≤0.005	≤0.001
15	六价铬	≤0.05	≤0.01				

注：①Ⅰ类主要适用于源头水、国家自然保护区；
②Ⅱ类主要适用于集中式生活饮用水地表水源地一级保护区、珍稀水生生物栖息地、鱼虾类产卵场、仔稚幼鱼的索饵场等。

将监测结果与评价标准值比较，计算其超标率，结果见表 8-4、表 8-5。

依照评价标准值，对各断面的地表水的 28 个监测项目，采用均值型综合指数法对水体水质进行综合评价。评价项目为 28 项，见表 8-6。

表 8-4　S 森林公园环境地表水水质状况表（一）　　　　单位：mg/L

项　目	蓄木场下游 1 000 m 处			超标率/%	蓄木场上游 500 m 处			超标率/%
	10 月 23 日	10 月 24 日	10 月 25 日		10 月 23 日	10 月 24 日	10 月 25 日	
水温/℃	12.5	12.8	12.6	0	12.7	12.9	12.5	0
pH	7.37	7.36	7.37	0	7.36	7.33	7.35	0
溶解氧	7.63	7.52	7.58	0	7.56	7.54	7.64	0
高锰酸盐指数	1.90	1.92	1.93	0	1.88	1.82	1.85	0
化学需氧量	10	10	10	0	10	10	10	0
五日生化需氧量	2.33	2.38	2.37	0	2.20	2.25	2.23	0
氨氮	0.026	0.028	0.025	0	0.022	0.023	0.021	0
总磷	0.01	0.01	0.01	0	0.01	0.01	0.01	0
总氮	0.064	0.066	0.061	0	0.058	0.062	0.061	0
氟化物	0.044	0.042	0.046	0	0.041	0.046	0.045	0
氰化物	0.002	0.002	0.002	0	0.002	0.002	0.002	0
挥发酚	0.001 5	0.001 6	0.001 3	0	0.001 2	0.001 3	0.001 6	0
石油类	0.01	0.01	0.01	0	0.01	0.01	0.01	0
阴离子表面活性剂	0.05	0.05	0.05	0	0.05	0.05	0.05	0
硫化物	0.045	0.043	0.042	0	0.041	0.045	0.044	0
硫酸盐	8	8	8	0	8	8	8	0
氯化物	0.96	0.88	0.92	0	0.80	0.82	0.77	0
硝酸盐	1.58	1.55	1.59	0	1.42	1.40	1.39	0
铜	0.001	0.001	0.001	0	0.001	0.001	0.001	0
锌	0.005	0.005	0.005	0	0.005	0.005	0.005	0
硒	0.001 6	0.001 5	0.001 5	0	0.001 2	0.001 3	0.001 1	0
汞	5×10^{-6}	5×10^{-6}	5×10^{-6}	0	5×10^{-6}	5×10^{-6}	5×10^{-6}	0
镉	0.000 1	0.000 1	0.000 1	0	0.000 1	0.000 15	0.000 1	0
铬（六价）	0.008	0.009	0.008	0	0.008	0.008	0.009	0
铅	0.001	0.001	0.001	0	0.001	0.001	0.001	0
铁	0.03	0.03	0.03	0	0.03	0.03	0.03	0
锰	0.05	0.05	0.05	0	0.05	0.05	0.05	0
粪大肠菌群	170	170	160	0	140	130	120	0
砷	0.019	0.017	0.020	0	0.019	0.018	0.019	0

表 8-5 S 森林公园环境地表水水质状况表（二）　　　单位：mg/L

项　目	种羊场小溪			超标率/%	上石角小溪			超标率/%
	10月23日	10月24日	10月25日		10月23日	10月24日	10月25日	
水温/℃	12.3	12.4	12.1	0	12.4	12.6	12.5	0
pH	7.33	7.32	7.32	0	7.37	7.35	7.36	0
溶解氧	7.68	7.70	7.67	0	7.63	7.59	7.65	0
高锰酸盐指数	1.87	1.91	1.94	0	1.85	1.83	1.89	0
化学需氧量	10	10	10	0	10	10	10	0
五日生化需氧量	2.42	2.37	2.39	0	2.36	2.38	2.32	0
氨氮	0.026	0.024	0.023	0	0.027	0.026	0.028	0
总磷	0.01	0.01	0.01	0	0.01	0.01	0.01	0
总氮	0.062	0.057	0.059	0	0.063	0.061	0.065	0
氟化物	0.091	0.084	0.087	0	0.105	0.097	0.099	0
氰化物	0.002	0.002	0.002	0	0.002	0.002	0.002	0
挥发酚	0.0015	0.0018	0.0016	0	0.0017	0.0019	0.0016	0
石油类	0.01	0.01	0.01	0	0.01	0.01	0.01	0
阴离子表面活性剂	0.05	0.05	0.05	0	0.05	0.05	0.05	0
硫化物	0.046	0.048	0.049	0	0.050	0.048	0.047	0
硫酸盐	8	8	8	0	8	8	8	0
氯化物	1.05	1.03	1.00	0	0.93	0.96	0.92	0
硝酸盐	1.58	1.53	1.56	0	0.51	0.57	0.55	0
铜	0.001	0.001	0.001	0	0.001	0.001	0.001	0
锌	0.005	0.005	0.005	0	0.005	0.005	0.005	0
硒	0.0018	0.0013	0.0012	0	0.0014	0.0011	0.0012	0
汞	5×10^{-6}	5×10^{-6}	5×10^{-6}	0	5×10^{-6}	5×10^{-6}	5×10^{-6}	0
镉	0.0001	0.0001	0.0001	0	0.0001	0.00015	0.0001	0
铬（六价）	0.007	0.008	0.009	0	0.007	0.008	0.007	0
铅	0.001	0.001	0.001	0	0.001	0.001	0.001	0
铁	0.03	0.03	0.03	0	0.03	0.03	0.03	0
锰	0.05	0.05	0.05	0	0.05	0.05	0.05	0
粪大肠菌群	140	160	140	0	130	150	150	0
砷	0.019	0.017	0.016	0	0.018	0.020	0.018	0

表 8-6　S 森林公园环境地表水水质综合评价表　　　　　单位：mg/L

序号	项　目	蓄木场下游 1 000 m 处		蓄木场上游 500 m 处		种羊场小溪		上石角小溪	
		平均值	P_i	平均值	P_i	平均值	P_i	平均值	P_i
1	水温/℃	12.6	0	12.7	0	12.3	0	12.5	0
2	pH	7.37	0	7.35	0	7.33	0	7.36	0
3	溶解氧	7.58	0.24	7.58	0.24	7.68	0.21	7.62	0.23
4	高锰酸盐指数	1.92	0.96	1.85	0.93	1.91	0.96	1.86	0.93
5	化学需氧量	10	0	10	0	10	0	10	0
6	五日生化需氧量	2.36	0.79	2.23	0.749	2.39	0.8	2.35	0.78
7	氨氮	0.026	0.052	0.022	0.044	0.024	0.16	0.027	0.054
8	总磷	0.01	0	0.01	0	0.01	0	0.01	0
9	总氮	0.064	0.13	0.060	0.12	0.059	0.3	0.063	0.13
10	氟化物	0.044	0.044	0.044	0.044	0.087	0.087	0.100	0.1
11	氰化物	0.002	0	0.002	0	0.002	0	0.002	0
12	挥发酚	0.001 5	0.75	0.001 4	0.7	0.001 6	0.8	0.001 7	0.85
13	石油类	0.01	0	0.01	0	0.01	0	0.01	0
14	阴离子表面活性剂	0.05	0	0.05	0	0.05	0	0.05	0
15	硫化物	0.043	0.043	0.043	0.43	0.048	0.48	0.048	0.48
16	硫酸盐	8	0	8	0	8	0	8	0
17	氯化物	0.92	0.003 7	0.80	0.003 2	1.03	0.004 1	0.94	0.003 8
18	硝酸盐	1.57	0.157	1.40	0.14	1.56	0.156	0.54	0.054
19	铜	0.001	0	0.001	0	0.001	0	0.001	0
20	锌	0.005	0	0.005	0	0.005	0	0.005	0
21	硒	0.001 5	0.15	0.001 2	0.12	0.001 4	0.14	0.001 2	0.12
22	汞	5×10^{-6}	0	5×10^{-6}	0	5×10^{-6}	0	5×10^{-6}	0
23	镉	0.000 1	0	0.000 1	0	0.000 1	0	0.000 1	0
24	铬（六价）	0.008	0.8	0.008	0.8	0.008	0.8	0.007	0.7
25	铅	0.001	0	0.001	0	0.001	0	0.001	0
26	铁	0.03		0.03		0.03		0.03	
27	锰	0.05	0	0.05	0	0.05	0	0.05	0
28	粪大肠菌群	167	0.84	130	0.65	147	0.74	143	0.72
29	砷	0.019	0.38	0.019	0.38	0.02	0.34	0.019	0.38
	综合 P		0.19		0.19		0.21		0.20

注：水温项目不参与水质综合评价。

S 森林公园地表水监测测得各断面综合指数从大到小依次为：种羊场小溪断面 0.21；上石角小溪断面 0.20；蓄木场上游 500 m 断面 0.19；蓄木场下游 1 000 m 断面 0.19。

S 森林公园四个断面水环境质量均达到《地表水环境质量标准》（GB 3838—2002）Ⅰ类水质标准。

②环境空气资源

于 2011 年 10 月 22—25 日对 S 森林公园进行了环境空气质量监测。空气采样共设采样点位 4 个，分别为县城及 S 森林公园的上石角、种羊场、蓄木场，每个点位采样 3 天，每天 4 次，监测项目为二氧化硫（SO$_2$）、二氧化氮（NO$_2$）、总悬浮微粒（TSP）3 项。监测分析方法按《环境监测技术规范》执行，共获取有效监测数据 144 个，详见表 8-7。

执行国家《环境空气质量标准》（GB 3095—96）中一级标准及《山岳型风景资源开发环境影响评价指标体系》（HJ/T 6—94）中规定标准，详见表 8-7。

表 8-7　评价标准值表　　　　　　　　　　单位：mg/m^3

项目	日均值	一小时平均值	项目	日均值	一小时平均值	项目	日均值	年平均值
SO$_2$	0.05	0.15	NO$_2$	0.10	0.15	TSP	0.12	0.08

4 个空气采样点二氧化硫、二氧化氮、TSP 监测结果统计列入表 8-8。

表 8-8　大气监测结果统计表　　　　　　　　单位：mg/m^3

测点名称	SO$_2$				NO$_2$				TSP			
	一小时均值		日均值		一小时均值		日均值		日均值		年均值	
	浓度范围	超标率/%	平均值	超标倍数	浓度范围	超标率/%	平均值	超标倍数	浓度范围	超标率/%	平均值	超标率/%
县城	0.027~0.035	0	0.030	0	0.015~0.024	0	0.020	0	0.113~0.163	83	0.138	100
上石角	0.018~0.025	0	0.021	0	0.012~0.020	0	0.020	0	0.028~0.036	0	0.032	0
种羊场	0.017~0.025	0	0.016	0	0.011~0.016	0	0.013	0	0.034~0.047	0	0.041	0
蓄木场	0.016~0.025	0	0.020	0	0.011~0.019	0	0.015	0	0.024~0.038	0	0.031	0
平　均		0	0.022	0		0	0.017	0		0	0.061	0

注：TSP 以三日平均值代表年平均值进行统计。

由表 8-9 可知：4 个测点的 SO_2 时均浓度范围是 $0.016\sim0.035\ mg/m^3$，日均值为 $0.022\ mg/m^3$，NO_2 时均浓度范围是 $0.011\sim0.024\ mg/m^3$，日均值为 $0.017\ mg/m^3$，TSP 时均浓度范围是 $0.024\sim0.163\ mg/m^3$，年均值为 $0.061\ mg/m^3$。S 森林公园各项指标均达到国家一级标准，环境空气质量等级为一级，环境空气质量优。县城 SO_2、NO_2 均达到国家一级标准，TSP 达到国家二级标准。S 森林公园环境空气质量远优于县城。

采用空气的污染综合指数法对公园环境空气资源进行评价，其数学表达式为：

$$P = \sum_{i=1}^{n} P_i \tag{8-1}$$

$$P_i = C_i / S_i \tag{8-2}$$

污染负荷公式：

$$F_i = P_i / P \tag{8-3}$$

式中：P —— 空气污染综合指数；

P_i —— 污染物 i 的分指数；

C_i —— i 项污染物的日（月）浓度均值，季或年日（月）浓度均值；

S_i —— i 项污染物的标准浓度值。

对 4 个测点进行综合指数评价。评价因子为 SO_2、NO_2、TSP，见表 8-9。

表 8-9　S 森林公园环境空气因子综合指数评价表

测点名称	SO_2		NO_2		TSP		P 值	F_i 大小排列
	P_i	F_i	P_i	F_i	P_i	F_i		
县城	0.6	0.31	0.2	0.10	1.15	0.59	1.95	TSP>SO_2>NO_2
上石角	0.4	0.49	0.15	0.18	0.27	0.33	0.82	SO_2>TSP>NO_2
种羊场	0.42	0.46	0.16	0.17	0.34	0.37	0.92	SO_2>TSP>NO_2
蓄木场	0.4	0.51	0.13	0.16	0.26	0.33	0.79	SO_2>TSP>NO_2
平均	0.46	0.44	0.16	0.15	0.51	0.41	1.12	SO_2>TSP>NO_2

由表 8-9 可知，该区域综合指数范围是 $0.79\sim1.95$。4 个测点综合指数大小排列依次为：县城（1.95）、种羊场（水库）（0.92）、上石角（0.82）、蓄木场（0.79）。县城综合指数最高，与地处县城、交通干线旁边有关。若以综合指数 3 为界限（即 3 项因子的分指数分别达到其环境标准时），则测点区域环境空气质量为：县城达到国家二级标准，其余均达到国家一级标准。

该区域环境空气中 SO_2、NO_2、TSP 的污染分指数平均值分别是 0.46、0.16、0.51，综合指数平均值为 1.12。3 项因子的分指数占总指数的百分比分别是

40.63%、14.29%、45.09%。总悬浮颗粒（TSP）对该区域环境空气污染的影响最大，二氧化硫（SO_2）次之，二氧化氮（NO_2）最小。

综上所述，县城达到国家二级环境空气质量标准，S 森林公园达到国家一级环境空气质量标准。各测点监测值见表8-10。

表8-10　S 森林公园环境大气分析报告表　　　　单位：mg/m^3

采样时间	第一次	2011 年 10 月 23 日		监测地点：									
	第二次	2011 年 10 月 24 日		S 森林公园									
	第三次	2011 年 10 月 25 日		发出时间：2011 年 11 月 16 日									
成分 地点		SO_2				NO_2				TSP			
		第一次	第二次	第三次	三日平均	第一次	第二次	第三次	三日平均	第一次	第二次	第三次	三日平均
文成县城	上	0.027	0.031	0.029	0.029	0.015	0.018	0.016	0.016	0.113	0.143	0.123	0.126
	中	0.032	0.029	0.028	0.030	0.018	0.020	0.019	0.019	0.119	0.149	0.128	0.132
	下	0.033	0.033	0.030	0.032	0.023	0.024	0.021	0.023	0.135	0.157	0.140	0.144
	晚	0.031	0.035	0.031	0.032	0.022	0.023	0.024	0.023	0.141	0.163	0.145	0.150
	日均	0.030	0.032	0.029	0.020	0.020	0.021	0.020	0.020	0.127	0.153	0.134	0.138
上石角	上	0.018	0.024	0.022	0.021	0.012	0.015	0.013	0.013	0.037	0.046	0.042	0.042
	中	0.022	0.021	0.020	0.021	0.015	0.017	0.015	0.016	0.035	0.047	0.044	0.043
	下	0.025	0.023	0.021	0.023	0.016	0.020	0.014	0.017	0.034	0.045	0.045	0.041
	晚	0.023	0.020	0.019	0.021	0.019	0.018	0.019	0.019	0.038	0.042	0.041	0.040
	日均	0.022	0.022	0.020	0.021	0.015	0.018	0.015	0.016	0.036	0.045	0.043	0.041
种羊场	上	0.019	0.021	0.023	0.021	0.013	0.011	0.012	0.012	0.030	0.024	0.038	0.031
	中	0.017	0.022	0.018	0.019	0.014	0.016	0.014	0.015	0.034	0.026	0.035	0.032
	下	0.022	0.025	0.020	0.022	0.012	0.013	0.016	0.014	0.032	0.025	0.037	0.031
	晚	0.019	0.022	0.021	0.021	0.014	0.012	0.015	0.014	0.033	0.029	0.034	0.032
	日均	0.019	0.022	0.020	0.020	0.013	0.013	0.014	0.013	0.032	0.026	0.036	0.031
蓄木场	上	0.022	0.024	0.016	0.021	0.012	0.011	0.013	0.012	0.028	0.031	0.035	0.031
	中	0.019	0.022	0.018	0.020	0.015	0.014	0.016	0.015	0.028	0.032	0.036	0.032
	下	0.025	0.023	0.021	0.023	0.016	0.017	0.016	0.016	0.029	0.030	0.035	0.031
	晚	0.023	0.017	0.020	0.020	0.014	0.019	0.018	0.017	0.031	0.031	0.034	0.032
	日均	0.022	0.021	0.018	0.020	0.014	0.015	0.016	0.015	0.029	0.031	0.035	0.032

③空气负离子资源

空气负离子具有杀菌、降尘、清洁空气的功效，被誉为"空气维生素和生长素"。空气负离子对生命必不可少，于人体健康十分有益，其浓度高低已成为评价一个地方空气清洁程度的指标。一般情况下，空气负离子含量在700个/cm³以上有利于人体健康。人们已经认识到，空气负离子是一种无形的、高科技的、重要的生态旅游资源。了解空气负离子分布状况对合理开展生态旅游、指导空气负离子旅游资源开发具有重要的现实意义。

于2011年10月22—25日对S森林公园的蓄木场、上石角、南垟种羊场进行了空气负离子测定。采用的测量仪为FTP-3型森林大气离子测量仪。测点主要布设在拟建开发区域及主要旅游景区，拟开发区域内网格布点，主要旅游景区沿游览线路布点，在特殊地段人为布设。测量采用即时测量方式，在同一个观测点按东南西北4个方向采集4组数据。共获得29个测点的有效数据。

测定结果列入表8-11、表8-12。

表8-11　S森林公园空气离子浓度测定结果总表

序号	监测地点	测点/个	正离子数/（个/cm³）		负离子数/（个/cm³）	
			均　值	最大值	均　值	最大值
1	蓄木场	8	5 081	37 800	5 832	54 000
2	上石角	11	1 219	7 200	2 218	23 100
3	种羊场	10	572	2 300	949	8 500
	合　计	29	2 061	37 800	2 778	54 000

表8-12　S森林公园空气离子浓度测定结果　　　　　单位：个/cm³

序号	测　点	环　境	天气	日期	时间	正离子		负离子		q	CI
						均值	最大值	均值	最大值		
一	蓄木场（共8个测点）										
1	场中心空旷地	砂石路面，杂草丛生	晴	2011.10.22	14:20	505	520	608	710	0.83	0.73
2	小溪下游	周边为乔木	晴	2011.10.22	14:36	500	580	1 048	1 140	0.48	2.18
3	职工宿舍后面	竹林、菜地	晴	2011.10.22	14:48	515	670	653	800	0.79	0.83
4	小溪中游	竹林、乔木等	晴	2011.10.22	15:05	1 498	2 130	1 613	1 800	0.93	1.73
5	山坡平地	草地、树林	晴	2011.10.22	15:17	685	720	738	780	0.93	0.79
6	小溪流岩石上	高大乔木	晴	2011.10.22	15:38	32 550	37 800	36 675	54 000	0.89	41.21
7	山上树林中	竹子、乔木	晴	2011.10.22	15:55	385	560	485	660	0.79	0.61
8	学校后面入口处	空旷水泥地	晴	2011.10.22	16:34	4 010	6 420	4 838	5 270	0.83	5.83

序号	测点	环境	天气	日期	时间	正离子		负离子		q	CI
						均值	最大值	均值	最大值		
二	上石角（共11个测点）										
9	小溪边路上	松树林	雾	2011.10.23	08:38	4 340	7 200	4 743	11 100	0.92	5.15
10	小溪岩石上	灌木、杂草	雾	2011.10.23	08:51	3 100	5 030	3 200	5 300	0.97	3.3
11	废弃木房侧面平地	杂草、菜园	雾	2011.10.23	09:01	935	1 100	1 055	1 200	0.89	1.19
12	小溪流中	竹林、杂草	晴	2011.10.23	09:10	675	1 080	1 783	3 000	0.38	4.69
13	厂棚里面	沙石地面，搅拌机	晴	2011.10.23	09:21	728	1 010	1 133	1 610	0.64	1.77
14	入口公路上	杂草、乔木等	晴	2011.10.23	09:29	570	1 080	8 125	23 100	0.07	116.07
15	公路下面菜地	杂草	晴	2011.10.23	09:39	1095	2 100	1 038	1 700	1.06	0.98
16	民房前水泥坪	小溪旁，远处为柳杉林	晴	2011.10.23	09:48	473	620	643	1 040	0.74	0.87
17	小水坝上	柳杉林	晴	2011.10.23	09:57	618	950	1 220	1 840	0.51	2.39
18	水坝下瀑布前	苔藓、岩石	晴	2011.10.23	10:04	610	1 250	990	1 300	0.62	1.6
19	土地庙前	柳杉	晴	2011.10.23	10:17	265	620	475	770	0.56	0.85
三	种羊场（共10个测点）										
20	小溪上游岩石上	杂草、岩石	晴	2011.10.23	13:58	695	790	855	940	0.81	1.06
21	小溪石板桥上	开阔地，杂草	晴	2011.10.23	14:06	360	420	588	720	0.61	0.96
22	水库上游空旷地	荒草	晴	2011.10.23	14:13	385	600	688	780	0.56	1.23
23	水库上游田埂上	荒草（火烧过）	晴	2011.10.23	14:20	258	360	403	550	0.64	0.63
24	水库上游公路上	荒草	晴	2011.10.23	14:26	393	460	513	680	0.77	0.67
25	公路边民房水泥屋顶	空旷，有杂草	晴	2011.10.23	14:33	380	400	495	550	0.77	0.64
26	水库旁土路上	荒草、柳杉	晴	2011.10.23	15:13	428	460	475	530	0.9	0.53
27	水库旁山脚公路上	柳杉林	晴	2011.10.23	15:26	1 228	2 300	4 118	8 500	0.3	13.73
28	大坝旁公路上	柳杉、杂草	晴	2011.10.23	15:39	713	820	693	890	1.03	0.67
29	水坝上		晴	2011.10.23	15:46	880	920	665	850	1.32	0.5

注：q 为单极系数，q=正离子数/负离子数；CI 为空气评价指数，CI=负离子数/（1 000×q）。

测定分析发现，S 森林公园内森林茂密，空气负离子资源丰富，29 个测点空气负离子平均含量为 2 778 个/cm³，最大瞬时值达 54 000 个/cm³。空气负离子浓度平均值在 700 个/cm³ 以上的测点共 16 个，占全部测点的 55.17%。S 森林公园的 3 个监测区域中，以蓄木场空气负离子平均含量最高，为 5 832 个/cm³，其次是上石角，为 2 218 个/cm³。溪流周边的空气负离子浓度较高，超过 1 000 个/cm³，最高的为蓄木场溪流岩石附近，最大瞬时值达到 54 000 个/cm³。根据国际常评判标准，S 森林公园 29 个测点中 26 个测点的空气离子单级系数 q 值小于等于 1，空气清洁；大于 1 的测点只有 3 个，仅占 10.34%，其中上石角 1 处、种羊场 2 处，蓄木场测点 q 值皆小于 1。测点 q 值大于 1 的地区主要是有建筑设施和人类活动的地方，如上石角 q 值大于 1 的测点位于房屋后面，并有菜地；种羊场 q 值大于 1 的测点附近有羊群在活动，导致短期内空气质量受到影响。S 森林公园大部分地区空气清洁，旅游舒适度高，适合进行生态旅游活动。根据日本学者安培等提出的空气质量分级标准进行评价，S 森林公园内的 29 个测点中，CI 值（空气清洁度指标）均达到中等清洁水平，超过一半的测点达到最清洁水平，其中上石角 8 个测点，蓄木场 4 个测点，种羊场 3 个测点，见表 8-13。

表 8-13　S 森林公园测点 CI 值分析

空气清洁程度	空气负离子评价指数 CI	测点数量	占总测点比例/%
A 最清洁	>1.0	15	51.72
B 清　洁	1.0～0.7	7	24.14
C 中　等	0.69～0.50	7	24.14
D 允　许	0.49～0.30	0	0
E 临界值	<0.29	0	0

从以上分析可知，S 森林公园的蓄木场、上石角、种羊场区域空气清洁，舒适度高。

调查表明，S 森林公园森林覆盖率高，植被保护良好，空气清新，负离子含量较高。在旅游开发规划中可以在负离子含量相对集中的地方建立空气负离子吸呼区、森林医院、森林疗养院、森林浴场、静养场、高档别墅区、度假村、森林小木屋等保健、康体、休闲、度假类型的生态旅游设施，通过合理的开发利用，使空气负离子资源成为 S 森林公园的重要卖点，带动 S 森林公园旅游业大发展。

④空气中微生物数量测定

单位体积（m³）空气中微生物（主要是指细菌）数量（个）的多少，是衡量一个地方空气质量好坏的重要指标之一，空气中微生物数量少，则说明该地方的空气质量好，否则反之。国家标限为 3 700 个/m³，低于此限属清洁，高于此限，则不清洁。于 2011 年 10 月 24 日对 S 森林公园进行了空气中微生物数量对比取样测定，共设定 3 个测点，分别位于蓄木场、上石角、种羊场，同步取样，观测了它们的环境清洁度，另外在 10 月 26 日对温州市火车站进行了采样测点作为参照。测定结果如下。

S 森林公园取样点选择蓄木场、上石角、种羊场 3 处；对照点为温州市火车站 1 处。S 森林公园取样时间均为 2011 年 10 月 24 日上午 7:40、中午 12:30、下午 17:00，所有取样点同步进行，前后不超过 15 min。温州市火车站取样时间为 2011 年 10 月 26 日上午 7:40、中午 12:00、下午 17:00。取样时各取样点环境状况，详见表 8-14。

表 8-14　S 森林公园各取样点环境状况

取样点		海拔/m	植被	天气状况
S 森林公园	蓄木场	815	树林	多云转阴，早晨最低温度 13℃，白天最高温度 25℃
	上石角	820	小水坝树林旁	
	种羊场	770	水库旁开阔地	
温州火车站		11	无，空旷地	多云转阴，温度 13~22℃

按规范取样后，通过培养、染色观察和计数，计算出各种菌类的数量和比例。再按 1991 年 12 月颁布的中华人民共和国国家标准确定的公共场所每立方米空气中微生物数量的计算公式，求出每立方米空气中的各类微生物数，详见表 8-15。

表 8-15　S 森林公园各测样点空气微生物含量测定结果　　　单位：个/m³

采样点	细菌数	霉菌数	酵母菌数	放线菌数	微生物总数
蓄木场	172	654	126	17	969
上石角	47	220	47	69	383
种羊场	471	428	157	34	1 090
温州火车站	2 058	554	314	52	2 978

调查分析表明，S 森林公园的蓄木场和上石角每立方米空气中只有百余个细菌，即一个培养皿中 5 min 平均只捕捉到 1 个细菌，空气相当清洁，细菌含量分别是温州火车站的 1/11 和 1/43，种羊场由于有羊、鸡鸭等家禽在活动，细菌数量

要高一些，但也为温州火车站细菌含量的 1/4。通过观察发现：温州市火车站空气中细菌数为 2 058 个/m³，细菌数量较多，这是由于来往的人多，丢弃的食品、水果、甘蔗等废弃物多的原因。但与国家标限 3 700 个/m³（即平均每个培养皿中 24 个）相比，并未超标，属于较清洁的地方。4 个取样点中，放射菌在空气中的数量是所有菌类中最少的菌类。

⑤声学环境资源

于 2011 年 10 月 22—25 日对 S 森林公园的蓄木场、上石角、种羊场进行了声学环境质量状况监测。测点以方格布点为主，线路按等距离布点，特殊地段人为设点，共设点位 33 个，昼夜实测各 33 个，共获取 66 组测量数据。测量期间选择晴天或多云气候下进行监测，监测仪器采用 SH126 智能声级计，每年均定点校核，符合计量要求，并在测定前后分别进行校准。监测时间为 2011 年 10 月 22—25 日，监测方法按《环境监测技术规范》的有关规定执行。昼间、夜间分别各测一次，昼间 8:00—17:30；夜间 22:00—次日 5:00，每个测点测量 10 min 的等效声级，当测量过程中声级涨落大于 10 dB 时，作 20 min 测量。

环境保护部和国家质监总局 2008 年发布的《声环境质量标准》（GB 3096—2008）执行环境噪声限值标准见表 8-16。

表 8-16　环境噪声限值标准　　　　　　　　　单位：dB（A）

类　别		昼 间	夜 间	声环境功能区
0 类		50	40	康复疗养区等特别需要安静的区域
1 类		55	45	以居民住宅、医疗卫生、文化教育、科研设计、行政办公为主要功能，需要保持安静的区域
2 类		60	50	以商业金融、集市贸易为主要功能，或者居住、商业、工业混杂，需要维护住宅安静的区域
3 类		65	55	以工业生产、仓储物流为主要功能，需要防止工业噪声对周围环境产生严重影响的区域
4 类	4a 类	70	55	高速公路、一级公路、二级公路、城市快速路、城市主干路、城市次干路、城市轨道交通（地面段）、内河航道两侧区域
	4b 类	70	60	铁路干线两侧区域

将监测结果进行统计评价，得出表 8-17。

表 8-17　S 森林公园环境声学指标统计评价表　　　　单位：dB（A）

地点	监测时间	平均统计声级			平均昼、夜等数声级		标准偏差	评价标准值		超标率/%
		L_{10}	L_{50}	L_{90}	L_d	L_n		昼	夜	
S 森林公园	昼	42.7	36.6	33.8	40.8	34.5	2.33	50	40	0
	夜	37.1	33.1	31.7			5.40			0

分析发现，该区域内 33 个测点平均等效声级为昼 40.8 dB（A），夜 34.5 dB（A）。区域声学环境质量属于 0 类和 1 类，声学环境优越。各测点监测值见表 8-18。

表 8-18　S 森林公园声环境监测值　　　　单位：dB（A）

监测时间		2011 年 10 月 22—25 日				声源
监测点位	等效声级	L_{eq}	L_{10}	L_{50}	L_{90}	
蓄木场测点 1	昼间	39.1	43.3	30.1	28.5	生活自然
	夜间	33.4	41.2	30.1	29.1	生活自然
蓄木场测点 2	昼间	33.4	33.3	30.2	28.9	生活自然
	夜间	31.2	34.3	29.2	27.2	生活自然
蓄木场测点 3	昼间	38.8	33.3	30.2	28.9	生活自然
	夜间	32.8	35.6	32.1	30.4	生活自然
蓄木场测点 4	昼间	48.6	40.1	29.8	28.0	生活自然
	夜间	37.1	39.7	33.3	30.1	生活自然
蓄木场测点 5	昼间	41.7	39.8	33.1	29.8	生活自然
	夜间	34.4	37.8	31.3	29.6	生活自然
蓄木场测点 6	昼间	39.7	40.7	35.5	32.2	生活自然
	夜间	32.4	35.8	30.8	29.6	生活自然
蓄木场测点 7	昼间	36.1	37.5	32.4	29.6	生活自然
	夜间	35.7	39.3	33.6	31.6	生活自然
蓄木场测点 8	昼间	41.9	45.0	36.5	30.6	自然
	夜间	31.7	33.4	31.7	30.2	自然
蓄木场测点 9	昼间	36.1	36.7	34.2	31.8	自然
	夜间	33.9	36.4	32.4	31.0	自然
蓄木场测点 10	昼间	32.8	39.2	30.9	30.4	自然
	夜间	33.5	36.2	31.9	31.1	自然
蓄木场测点 11	昼间	32.8	34.0	31.7	30.1	生活自然
	夜间	35.9	38.9	33.7	31.4	生活自然

监测时间		2011 年 10 月 22—25 日				声源
监测点位	等效声级	L_{eq}	L_{10}	L_{50}	L_{90}	
种羊场测点 1	昼间	43.0	46.6	39.8	29.9	生活自然
	夜间	33.7	37.3	32.3	31.4	生活自然
种羊场测点 2	昼间	45.3	49.1	32.6	29.6	生活自然
	夜间	35.9	37.1	32.1	30.5	生活自然
种羊场测点 3	昼间	38.2	41.3	33.2	29.0	生活自然
	夜间	32.1	35.2	31.2	30.3	生活自然
种羊场测点 4	昼间	43.0	47.3	37.2	30.0	生活自然
	夜间	33.9	37.4	31.5	30.4	生活自然
种羊场测点 5	昼间	42.0	42.8	35.4	30.4	生活自然
	夜间	35.4	35.5	31.8	30.4	生活自然
种羊场测点 6	昼间	39.1	43.3	34.2	30.4	生活自然
	夜间	31.5	34.1	31.2	30.2	生活自然
种羊场测点 7	昼间	36.8	39.5	32.2	29.6	生活自然
	夜间	32.7	35.6	31.3	30.3	生活自然
种羊场测点 8	昼间	40.5	43.4	34.2	30.2	自然
	夜间	32.6	35.8	31.5	30.4	自然
种羊场测点 9	昼间	42.1	46.3	36.5	32.2	自然
	夜间	32.5	35.1	31.8	30.6	自然
种羊场测点 10	昼间	43.0	40..4	32.4	30.2	自然
	夜间	32.0	33.4	31.8	30.4	自然
种羊场测点 11	昼间	38.7	38.4	31.3	29.0	生活自然
	夜间	32.9	35.4	31.7	30.2	生活自然
上石角测点 1	昼间	34.8	35.8	34.3	34.0	生活自然
	夜间	33.1	35.1	32.1	30.2	生活自然
上石角测点 2	昼间	37.2	39.6	35.6	34.6	生活自然
	夜间	33.4	35.7	31.7	30.4	生活自然
上石角测点 3	昼间	37.8	38.3	37.6	36.6	生活自然
	夜间	31.8	35.2	30.9	30.2	生活自然
上石角测点 4	昼间	38.4	44.0	31.9	27.4	生活自然
	夜间	32.6	36.0	31.4	29.9	生活自然
上石角测点 5	昼间	30.1	34.6	28.9	27.3	生活自然
	夜间	33.6	36.7	32.1	30.4	生活自然

监测时间		2011 年 10 月 22—25 日				声源
监测点位	等效声级	L_{eq}	L_{10}	L_{50}	L_{90}	
上石角测点 6	昼间	32.1	32.0	26.3	24.4	生活自然
	夜间	35.7	40.5	31.8	30.3	生活自然
上石角测点 7	昼间	35.0	37.5	35.6	28.1	生活自然
	夜间	32.4	34.7	32.1	30.5	生活自然
上石角测点 8	昼间	32.5	34.9	31.2	30.7	自然
	夜间	38.8	36.1	32.3	30.7	自然
上石角测点 9	昼间	41.2	40.8	31.7	30.9	自然
	夜间	33.2	35.3	31.2	30.2	自然
上石角测点 10	昼间	42.1	43.6	32.1	31.0	自然
	夜间	33.6	38.3	31.4	30.3	自然
上石角测点 11	昼间	41.1	43.9	33.9	31.6	自然
	夜间	33.8	37.6	31.7	30.5	自然

⑥土壤环境资源

于 2011 年 10 月 22—25 日，根据《环境监测技术规范》及有关规定，对 S 森林公园进行了土壤质量监测。S 森林公园土壤环境监测项目共 7 项，参与评价项目 7 项，监测分析方法按《环境监测技术规范》执行，评价标准采用《土壤环境质量标准》（GB 15618—1995）中的 I 类标准，见表 8-19。本次监测共获得有效监测数据 21 个。

表 8-19　土壤环境质量标准　　　　　　　　　　单位：mg/kg

项目	I 级标准	II 级标准
pH	<6.5	6.5～7.5
Pb	≤35	≤250
Zn	≤100	≤200
Cu	≤35	≤50
Cd	≤0.20	≤0.30
As	≤15	≤30
Hg	≤0.15	≤0.30

注：①I 类主要适用于国家规定的自然保护区（原有背景重金属含量高的除外）、集中式生活饮用水水源地、茶园、牧场和其他保护地区的土壤，土壤质量基本上保持自然背景水平。
②II 类主要适用于一般农田、蔬菜地、茶园果园、牧场等的土壤，土壤质量基本上对植物和环境不造成危害和污染。

将监测结果与评价标准值（Ⅰ级）比较，计算其超标率，得出表 8-20。

表 8-20　S 森林公园土壤环境状况表　　　　　　　　　　单位：mg/kg

采样地点	县城	S 森林公园	南垟种羊场	上石角	超标率/%
pH	6.4	6.3	6.2	6.3	0
Pb	30	27	28	27	0
Zn	8	96	97	96	0
Cu	35	34	34	33	0
Cd	0.13	0.12	0.15	0.14	0
As	13.5	15.0	13.8	13.4	0
Hg	0.13	0.14	0.12	0.13	0

S 森林公园土壤环境全部达到《土壤环境质量标准》（GB 15618—1995）的 Ⅰ
类标准。

（3）主要建设内容

①接待设施规划

森林生态度假酒店：按照建设纲要标准建设，采用最新低碳建筑技术，酒店
建筑外观生态古朴，与周边环境较好融合，内部生态现代。规划酒店建筑总面积
10 000 m²，提供度假床位 400 个，并配套休闲娱乐，运动、会议等设施。

②康体保健设施规划

森林浴场：在蓄木场后的沟谷中，现有柳杉林约 4 hm²，树高 7 m，郁闭度
0.9，地势平坦，人工林排列整齐，生长旺盛。规划对柳杉林地面进行清理整治，
开辟森林浴场，面积约 2 hm²。在林中设置小型健身场地、休闲桌椅、吊床等，
为游客提供适宜开展森林浴的环境。

空气负离子呼吸区：规划在蓄木场右侧现有的职工宿舍区区域，通过人工改
造，建设空气负离子呼吸区，空气负离子呼吸区为圆形，半径约 10 m；中心为假
山瀑布区，假山瀑布高约 10 m，半径约 1.5 m；假山区的外层为水池区，宽 1.5 m；
水池区外围步道区宽 1.3 m；步道区外围森雾区宽 2.5 m；森雾区外围为负离子养
生亭。

康健步道：规划沿森林浴场四周，建设 300 m 康健步道，康健步道规划长 500～
1 000 m，宽 2～3 m。路面先铺一层 10～20 cm 厚的大石头，然后铺上约 10 cm 厚
的小鹅卵石，再铺 5～6 cm 厚的粗沙，粗沙上面铺设软而不粘脚的泥沙。整个步
道中间设几个消毒水池，游客走进和走出康健步道前后进行清洁消毒。游客赤足

行走在康健步道上，调节身体的韵律，治疗人体功能紊乱，达到消除"城市病"、"文明病"的目的。

登山道：规划结合地形建设两条登山步道。一条为老年登山道。从森林浴场开始沿沟谷而上，登山道坡度 15°～18°，路面宽约 1.3 m，沿溪谷后折回森林浴场，总长约 3 km。一条中青年登山道。从溪沟处出发，登山道的坡度 15°～25°，沿山脊登山顶，总长约 500 m。

森林人工温泉：森林人工温泉区别于一般的天然温泉。人工温泉采用人工方法制造温泉水，并结合矿物质人工处理，制造出硫磺温泉、氡温泉、碱性碳酸氢盐泉、弱酸性单纯泉、弱碱性碳酸盐泉、弱碱性碳酸泉等，以满足游客不同需求。规划充分利用国内已有的人工温泉系统专利技术，利用丰富的地表水或地下水，通过人工温泉系统的工艺处理，在森林疗养度假区中提供特色多样的森林温泉养生度假旅游产品。结合 S 森林疗养度假区的条件，可结合森林生态度假酒店开发森林人工温泉旅游产品。

8.2 森林保健中心开发

8.2.1 基本条件

（1）区位交通

距离周边大中城市等主要客源地不超过 3 h 车程，与主要交通干线的距离不超过 1 h 车程。

（2）用地条件

①拟建森林保健中心总面积不低于 200 hm^2，其中可用于生产建设用地不少于 5 hm^2。

②地势开阔，有 5 hm^2 以上平缓坡地（<10°）。森林地势较平缓，适合开展森林活动。

③用地日照与通风条件良好。最好与森林疗养度假区接近或直接成为其功能组成。

（3）资源条件

①拟建森林保健中心用地生态环境优越，满足疗养度假区十条环境本底条件要求；

②拥有良好的森林植被，植被覆盖率达85%以上，森林生长旺盛、密度合理；

③有高 5 m 以上的成片松科、柏科、杉科、樟科植物林地或平缓地土层深厚

肥沃，适合松科、柏科、杉科、樟科等植物生长，有利于保健植物的培植、改造和建设；

④地表水和地下水资源丰富，拥有溪、河、瀑、泉等优良水体环境。

8.2.2 开发思路与建设要求

（1）开发思路

森林保健中心也称森林医院，是依靠森林环境条件、森林空气负离子和森林植物精气资源，以森林医学的理论为基础，科学组合，创建出的一个有利于人体健康、强身治病的养生保健设施与环境。人们在森林保健中心中，遵循森林医学理论，采用"森林疗法"，不吃药，不打针，达到强身治病的效果。

（2）开发建设要求

①环境建设

保健林建设：在原有森林基础上优化林分结构，重点营造具有养生功效的保健林。选择松科、柏科、杉科等树种，其叶片释放的植物精气中，单萜烯和倍半萜烯相对含量较高，保健功效好。

景观林建设：对局部林相较差的地段进行林分改造，增加阔叶树种、色叶树种、风景树种，采用自然式配植方式，孤植、丛植、片植、带植、散点植等方式合理应用，乔木、灌木、花卉进行多层次的配置，不同花（叶）色花期的植物相间分层配置，可以使植物景观丰富多彩，达到四季有景可观的效果。

②设施建设

主要接待设施：森林保健中心，建筑生态古朴，建筑在4层以下，通风采光条件良好，与周边森林协调。建筑内部装修生态且具现代文明，室内采用无毒无害的木材包装，优先考虑对人体有益，且植物精气含量较高的材料。总接待床位不低于200个。

主要配套设施：森林养生堂、保健养生林浴场、康健步道、负离子呼吸区、生态餐厅、中草药园、登山步道等。

③交通组织

森林保健中心内通行环保电瓶车，禁止机动车进入，须停放在主入口停车场。

8.2.3 森林保健中心开发案例

为了更好地指导森林保健中心的开发建设，选取温州市H山森林保健中心作为案例进行说明。

（1）案例地基本情况

①旅游区概况

H 山森林公园位于楠溪江境内，属于楠溪江七大景区之一，总面积 25.54 km²，森林覆盖率达 93.7%。因山多云雾得名。历史悠久，地理环境独特、奇险，植被繁茂，古木参天，景观秀丽，环境幽静，气候宜人，有"清凉世界"、"浙南绿色迷宫"、"永嘉承德"之称。独特的奇峰怪石、壮丽的瀑布碧潭、林间飞泉、云海雾凇，具有"绿、奇、险、幽、静"的特色。公园内分别有森林植物 162 科、568 属、1 061 种，其中珍稀保护植物 22 种，浙江水青冈乃世界性的珍稀树种。森林植被类型主要有杉木林，柳杉林，黄山松林，马尾松林，竹林，杉松混交林，天然常绿阔叶林，天然常绿、落叶、阔叶混交林。还有高山灌丛林及人工种植经济林和丰富的中草药材资源。森林郁郁葱葱，苍翠欲滴，色彩斑斓。春天，杜鹃怒放，桃花灼灼，梨花斗雪；夏日，松柏挺拔遒劲，竹林婀娜多姿，站在峰之巅，可观茫茫林海，可听阵阵松涛；秋高气爽时节，乌桕叶丹籽白，枫槭红黄满山；寒冬腊月之际，冰天雪地，雾凇挂满枝头，别有一番情趣。森林中还孕育着众多的珍禽异兽，主要有金钱豹、野猪、黄麂、黑麂、獾、猕猴、獐、穿山甲、苍鹰、竹鸡、雉鸡、猫头鹰、啄木鸟、画眉、黄莺及众多蛇类等。其中国家 I 类、II 类保护动物有 8 种。区内分布有万亩阔叶林，古木参天，古朴苍劲。真是"楠溪千重秀，林山百里深"，是森林保健旅游开发的最佳场所。

②用地范围

森林保健中心选址于 H 山森林公园内，用地范围从七星岩景区的山庄至水龟景区的水龟茶园，规划用地 300 hm²。

③区位交通

森林保健中心所在的 H 山森林公园距县城 77 km，距温州市区 95 km，距诸永高速公路岩坦出口仅 13 km，交通便利。

④资源条件

拟建的森林保健中心用地范围内森林资源丰富，森林覆盖率达 96%。乔木树种主要有人工杉木林、柳杉林、黄山松林、马尾松林、松杉混交林、常绿和落叶阔叶混交林、针阔叶混交林等。海拔 700～900 m，森林环境优越，环境质量达到了森林疗养度假区建设的 10 条标准。

（2）主要建设内容

保健养生度假屋：拆除现有 H 山庄，结合用地条件新建保健养生度假屋，每栋度假屋面积 60～100 m²，规划建设规模 100 栋。保健养生度假屋的室内家具、用具采用原木制造；墙壁装修采用 3 cm 的木板，木板选择杉木、马尾松、东北红松、柳杉、黄山松、樟树、侧柏、崖柏等 40 余种，根据保健需要将各种木板组合搭配装饰，满足不同保健养生的需要。

保健养生林：规划在保健养生度假屋区域规划栽植 4 个主要树种，即马尾松（湿地松）、侧柏、柳杉、黄山松，总面积 5～6 hm^2，结合地形，采用片植方式种植。游客在保健养生林中尽情享受森林浴，享受植物散发的有机物质和芳香气息，可在树下喝茶、聊天、看书、娱乐、打牌等达到强身健体治病的效果。保健养生林栽植方案如下。侧柏保健林：要求树高 5 m，冠幅 3 m，种植规格为 3 m×4 m，种植后侧柏林郁闭度达 0.85。采用大苗栽植，一次成林。保健林下地面平坦，便于休闲养生，林下可适当种植匍地柏、麦冬等，保健林规划面积约 1.5 hm^2。黄山松保健林：目前 H 山庄周边有大面积黄山松林，生长旺盛，规划选择高 5～6 m 的树木作为保健养生林。结合地形，在平缓地区移植大苗，规划面积约 1.5 hm^2，林下可种杜鹃、麦冬。马尾松（湿地松）保健林：要求树高 4.5～5 m，冠幅 3 m，枝下高 2.5 m，种植规格为 4 m×4 m。将 H 山林场附近符合要求的马尾松移植 1 000 棵至保健养生屋周边，移栽面积约 1.5 hm^2。马尾松下可栽植匍地柏、麦冬等。柳杉保健林：在养生度假屋周边，林场范围内有大面积的柳杉。柳杉要求树高 5 m，冠幅 3 m，种植规格 3 m×4 m。将林场附近符合要求的柳杉进行移植 1 000 棵，栽植面积 1.2 hm^2。柳杉林下可栽植匍地柏、麦冬、兰花等植物。

森林养生堂：规划结合森林保健养生度假屋建设养生堂。森林养生堂包含三组养生区域，功能分别为排毒养颜、给细胞补电补氧、闻香治病。在排毒养颜室内，将通过红外线加热房间达到 39～42℃，进行汗蒸、熏蒸，通过大量补水、大量排汗，以达到排毒养颜的目的；在细胞补电补氧室内，将室温恒定在 29℃，安装若干负离子发生器，增加空气负离子浓度达到 10 000 个/cm^3，在具有治疗效果的房间内，将空气负离子浓度增加到 100 000 个/cm^3；在闻香治病室内，将柏木、杉木的植物精油加热挥发，供游客呼吸植物精气，同时饮用崖柏茶，起到闻香治病的养生效果。

康健步道：规划在保健养生林中，建设 500 m 康健步道，康健步道规划长 500～1 000 m，宽 2～3 m。路面先铺一层 10～20 cm 厚的大石头，然后铺上约 10 cm 厚的小鹅卵石，再铺 5～6 cm 厚的粗沙，粗沙上面铺设软而不粘脚的泥沙。整个步道中间设几个消毒水池，游客走进和走出康健步道前后进行清洁消毒。游客赤足行走在康健步道上，调节身体的韵律，治疗人体功能紊乱，达到消除"城市病"、"文明病"的目的。

生态餐厅：规划在林中建设生态餐厅，让游客"吃得健康"，以达到康体保健的功效。生态餐厅使用绿色建筑材料，尽量体现原生态；提供有机（生态）食品，追求健康＞品味＞数量的原则；使用可降解原料和餐具；采取节水措施；使用非毒性洗涤剂和杀毒剂；尽量使用太阳能、风能、地热等。

8.3 森林疗养社区开发

森林旅游社区是指在林区范围内以旅游休闲度假为主要目的而形成的相对静态的社会生活区域。

8.3.1 基本条件

（1）区位交通

交通便利，与大中型旅游景区、县城的距离不超过 1 h 车程。

（2）用地条件

总面积不低于 5 hm^2，地势平坦，有一定的缓坡地。

（3）资源条件

有良好的自然旅游资源做依托，本身或周边具有较好的森林景观资源，环境优越，适宜开展森林休闲度假旅游。

具有一定人文景观资源，能给游客带来新鲜感、快乐感、美感。古镇、古村落的建筑具有一定特色。

8.3.2 开发思路与建设要求

（1）开发思路

规划结合温州的用地条件和"浙江省森林村庄"的创建（目前温州市已有48 个"浙江省森林村庄"，数量居全省地级市首位），充分考虑市场需求，森林旅游社区规划分新建和改建两种类型。其中新建包含两种类型，改建的包含两种类型。

两种新建的森林旅游社区类型分别为：

①利用具有一定规模的林区、低山坡地新建的综合型旅游地产度假社区；

②利用具有一定规模的林区、低山坡地新建的养老型森林度假社区。

两种改建的森林旅游社区类型分别为：

①利用古镇、古村落，通过规划改建，形成民俗体验型森林旅游社区；

②利用林区农房集聚改造后留下的村落包装策划，改建为民俗体验型森林旅游社区。

根据温州市的统一规划，今后一段时间将大力推进高山远山下山搬迁、重点水库出库搬迁、地质灾害避让搬迁，促进人口向中心镇、中心村集聚，可以结合一些村落改造成为森林旅游社区。

（2）开发建设要求

①功能区划

森林旅游社区可设置旅游服务板块、民俗体验板块、生态人居板块、康体养生板块、文化休闲（娱乐）板块、创意产业板块等功能板块。根据性质及定位的不同，结合实际需求，进行合理配置。

②建筑风貌

严格控制建筑的外观、规模、体量、高度等各项指标。建筑风格应与当地民俗文化相协调，色彩与周边环境相协调。建筑不高于4层，单体建筑规模适中，建筑材料生态环保。

③基础设施

道路交通与周边城镇、大型旅游景区或外部交通干线接轨，对外公路等级不低于三级公路标准；内部干线交通等级不低于四级公路标准；停车场建设满足生态环保要求。

④服务设施

新建类的旅游服务设施档次不低于三星级标准；利用古镇、古村落、民居改造成为特色旅馆、客栈，或者是主题酒吧、茶馆等的，其住宿、餐饮等接待服务设施应舒适、生态，达到二星级标准以上。

⑤文化建设

突出地域文化内涵，积极发展文化创意产业，增加森林旅游社区的文化气息。吸引艺术家、摄影家、作家等人群入驻，打造各类特色艺术创作基地。

⑥运营管理

每年定期组织开展旅游节庆活动，并积极引导社区参与经营，充分挖掘民俗文化，开展民俗演艺、舞台剧等休闲娱乐活动。

8.3.3　温州市森林疗养社区布局方案

根据调查，结合交通、资源条件，规划在温州市建设40个森林旅游社区，其中综合型森林旅游社区14个，养老型森林旅游社区10个，民俗体验型森林旅游社区16个。近期重点建设森林旅游社区24个，远期建设森林旅游社区16个。开发建设时序如表8-21所示。

表 8-21　温州市森林旅游社区开发建设时序

序号	所属区域	项目名称	性　质	开发建设时序	
				近期	远期
1	鹿城区	西郊森林旅游社区	综合型	●	
2		双潮森林旅游社区	养老型		●
3		大鹏山森林旅游社区	综合型		●
4	瓯海区	庙后村森林旅游社区	民俗体验型	●	
5		泽雅森林旅游社区	民俗体验型		●
6	龙湾区	瑶溪村	民俗体验型	●	
7	乐清市	中雁荡下马岭森林旅游社区	综合型	●	
8		白石镇森林旅游社区	综合型		●
9		芙蓉池森林旅游社区	综合型		●
10	瑞安市	铜盘岛森林旅游社区	民俗体验型	●	
11		S湖森林旅游社区	综合型	●	
12		黄林古村落	民俗体验型	●	
13		贾岙村	民俗体验型		●
14	永嘉县	林坑森林旅游社区	综合型	●	
15		龙湾潭森林旅游社区	综合型	●	
16		枫孤溪森林旅游社区	综合型		●
17		芙蓉村	民俗体验型	●	
18		苍坡森林旅游社区	民俗体验型		●
19	泰顺县	塔头底森林旅游社区	养老型	●	
20		徐岙底森林旅游社区	民俗体验型		●
21		天关山森林旅游社区	养老型		●
22		仙居森林旅游社区	养老型	●	
23		秀涧森林旅游社区	养老型	●	
24		石角坑森林旅游社区	养老型		●
25	文成县	S森林旅游社区	综合型	●	
26		飞云湖森林旅游社区	综合型	●	
27		天顶湖森林旅游社区	养老型	●	
28		雅庄森林旅游社区	民俗体验型		●
29	苍南县	莒溪森林旅游社区	综合型	●	
30		藻溪森林旅游社区	养老型		●
31		碗窑古村落	民俗体验型	●	
32		石聚堂森林旅游社区	综合型		●
33	平阳县	古盘山森林旅游社区	养老型	●	
34		南麂森林旅游社区	综合型	●	
35		腾蛟森林旅游社区	民俗体验型		●
36		南雁森林旅游社区（东西洞）	养老型		●
37	洞头县	鹿西森林旅游社区	民俗体验型	●	
38		大门镇小荆森林旅游社区	民俗体验型	●	
39		海霞村	民俗体验型	●	
40		大瞿渔村	民俗体验型	●	

8.4　森林康健步道开发

8.4.1　康健步道的建设理念

　　人类最初生存于森林之中，随着生产力的发展、社会的进步，逐步地走出了森林，建造房屋，铺设道路，建立了村庄和城市。从原始人类到现代人，人们与森林之间的距离越来越远，与自然之间的隔阂越来越大。

　　地球是一个大型磁场，而人体本身也是一个微妙的小磁场。早期人类赤足赤身行走于大地上，人体磁场与地球磁场相互作用，同步运转。随着人类文明的发展，衣帽、鞋袜等将人体层层包裹，高楼大厦、柏油马路也严重阻断了人与地球之间的磁场作用，人体磁场遭到破坏。日本医学家称这种现象为"人体生理功能紊乱"。表现为心情容易烦躁不安、睡眠浅、易疲劳等，人类健康受到了严重的损害。建立康健步道的目的就是调理人与地球磁场的和谐关系，恢复人体健康。

8.4.2　康健步道的建设条件

　　①土质：土层深厚的地方；
　　②环境：没有放射线污染；
　　③客源：人群比较聚集。

8.4.3　康健步道建设的标准及内容

　　（1）步道长度
　　长度：1～10 km；宽度：2～4 m。
　　（2）步道坡度
　　坡度：≤20°，坡度越小越好。
　　（3）路面结构
　　①开沟槽铺设卵石，卵石厚度约 15 cm。
　　②卵石上铺设粗沙，厚度约 5 cm，沙粒直径 3 mm 以上。
　　③粗沙上铺中沙，厚度约 5 cm。
　　④最后铺设泥沙，泥沙比例须认真调配，可以直接取材于河床，以赤足行走足底无泥为标准。
　　⑤沟槽两侧以水泥（100 号水泥砂浆）或砖砌墙，墙面要求高出地面 8 cm。连同地基深度合计 0.7 m，厚度 0.24 m。

⑥步道一侧每 50 m 设置一个自来水龙头，以供足部清洁。

⑦休息室：占地约 40m^2。

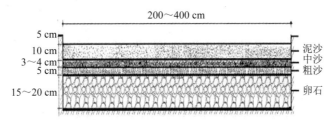

图 8-1　森林康健步道铺设示意图

（4）康健步道出入口设施

①起点

休息室占地约 40 m^2。步道入口修建一个 20 m 长的消毒池，池液深度约 5 cm 比较适宜。消毒池后连接一个双层阶梯式圆形净足池，内径 2 m，外径 3 m。上层 涌泉加水，水流顺侧壁汇入下层环形沟槽内。沟槽宽度 0.5 m，水深 0.2 m，水由 沟槽外侧小孔排至底池中。

底池中清水由功率为 200W 的潜水泵由底下抽取到上层循环使用。

②终点

设洗脚池，同时可提供足底按摩、足疗、烫脚等康体保健服务。为提高休息 室档次，建议修建小木屋，供休憩、消闲，木屋应采用天然建筑及装饰材料。

8.5　森林保健人家开发

森林人家是指以良好的森林环境为背景，以有较高游憩价值的景观为依托， 充分利用森林生态资源和乡土特色产品，融森林文化与民俗风情为一体的，为旅 游者提供吃、住、娱等服务的健康休闲型品牌旅游产品。为了让城郊居民、林区 居民参与温州市森林旅游开发，提高其经济收入和生活水平，规划在全市开展森 林人家产品开发。

8.5.1　基本条件

（1）区位交通

交通便利，位于城郊，距离市区或县城车程在 1 h 以内，或位于大中型景区 周边，生态环境良好。

（2）用地条件

区域森林环境良好，森林文化特色明显，民俗民风等人文资源保存较好，具有一定吸引力；空气质量达到国家一级标准，空气负离子含量高，平均达到1 000 个/cm³ 以上；地势平坦，有一定的缓坡地，接待区域面积与接待能力相适应；无安全隐患，远离处于地质灾害或低洼河边的危险地方。

8.5.2　开发思路与建设要求

（1）开发思路

结合温州森林城市建设、森林旅游开发，依托城郊森林生态资源和乡土特色产品，利用城郊社区、林区社区发展森林人家旅游产品，融森林文化与民俗风情于一体，突显林家特色、渔家特色、畲乡特色，为旅游者提供餐饮住宿、休闲娱乐、森林休闲等旅游服务。

（2）开发建设要求

①开发方式

集群式发展。对温州市（县）郊区、大中型景区周边的农家乐特色村、示范点进行整合、开发，集群化发展，统一经营管理、扩大规模和接待档次，形成一个个森林人家集群。

②建筑风貌

以传统建筑为宜，建筑材料宜选用木、竹、砖木等乡土材料和环保材料，建筑控制在 3 层以下。房屋结构坚固，通风良好，光线充足。

③基础设施

有国家标准四级以上公路到达，有明显的指示标牌，方便游客进入；停车坪面积根据接待规模设置，一般不小于 200 m²，有交通示意和车辆联系代理。

④服务设施

森林人家住宿、餐饮等接待服务设施建设不低于三星级酒店标准；单个森林人家集群点旅游接待规模不少于 100 个床位。根据实际接待规模配备相应服务中心、会议室、商店、娱乐室、室外健身场、垂钓等服务项目；结合周边农田建设生态无公害蔬果基地，提供生态健康的食品。

⑤运营管理

按照国家有关法律、法规、规章和相关规定开展经营活动，制定全市森林人家食品卫生管理制度、消防管理制度、安全防范管理制度，并确保其运行有效。垃圾处理、污水排放、饮食油烟排放符合国家相关规定，推广使用节能环保材料、能源，周围不得放养家畜、家禽等。

8.5.3　温州市森林保健人家集群总体布局方案

结合温州市农家乐、渔家乐的发展现状，规划在全市建设 150 个森林人家集群，遵循优先发展城边、路边、景边的"三边"原则，形成以城郊型、镇（中心镇）郊型、景（大中型景区）边型为主的森林人家集群发展布局。近期完成 50 个森林人家集群发展，远期进一步完善提升，推广发展 100 个森林人家集群点。各地区森林人家集群点开发建设时序见表 8-22。

表 8-22　森林人家开发规划及建设时序表

序号	所属区域	森林人家集群数	开发建设时序	
			近期	远期
1	鹿城区	10	5	5
2	瓯海区	15	5	10
3	龙湾区	5	2	3
4	乐清市	20	5	15
5	瑞安市	20	10	10
6	永嘉县	15	5	10
7	泰顺县	15	4	11
8	文成县	15	4	11
9	苍南县	20	4	16
10	平阳县	10	4	6
11	洞头县	5	2	3
12	合计	150	50	100

8.6　森林野营地开发

随着私家车的增加，自驾旅游已成为一种新的旅游业态。为适应自驾旅游发展新形势新业态的需求，充分发挥森林旅游资源优势，可结合当地绿道建设，在森林良好的区域建设森林野营地，为广大的自驾车游客和自助游客人提供具有特色、安全舒适的森林保健体验产品。

8.6.1　基本条件

（1）区位交通

距离中心城市 2～3 h 车程，同时与城镇保持一定的距离。距周边大型景区不超过 1 h 车程，与国道、省道或国家二级以上公路相通，交通设施符合国家等级公路标准。

（2）用地条件

①选择远离滑坡、巨浪、洪水、高压线、有害动植物等易发自然灾害的安全场所；

②周边生态、景观、环境卫生、治安条件良好，不存在任何潜在威胁；

③营区地势平坦，坡度不超过 10°，且排水性良好；

④景观及生态环境资源优良，邻近水源，且水质优良；

⑤有绿树、河流、日照充沛、在海边或湖畔、周边有风景区、名胜古迹等可供露营者游览欣赏环境舒适的地域；

⑥营地周边有宾馆饭店、加油站、医院等服务设施，能满足自驾旅游者的相关需求。

8.6.2　开发思路与建设要求

（1）开发思路

充分结合本地绿道建设，根据资源及环境的不同，建设滨水型汽车营地、郊野型汽车营地，以满足自驾游客人和自助游客人的森林保健旅游需求。

（2）开发建设要求

①建设规模

充分考虑设施配备与管理效率，汽车营地的最少营位数量为 30 个，考虑到盈利，其规模应达到 100 个营位以上。

②功能分区

汽车营地主要分为露营区、服务活动区、野餐区和生态保护区共 4 个区。露营区为不同类型的露营者提供适合的营位和活动空间，如小汽车露营、房车露营、团体露营和帐篷露营等。服务活动区在营地会所中为露营者提供必要的生活服务及室内外活动场所，同时也是营地的管理和办公中心。野餐区靠近主入口设置，与服务活动区形成一个供非留宿游客休憩用餐的完善服务系统。生态保护区对公园内自然山林采取生态保护的原则，保持其原有次生林的自然植被，仅对过密的林相和有毒、危险的植物进行必要的疏伐和清理。

③营地建设

营地绿化宜选择现有或种植高大树木，并不过于茂密及不产生树脂和滋生蚊虫的树木；汽车营地地面应根据区域功能的要求做铺装，帐篷区和木屋四周宜铺设草坪。

帐篷搭设区地面应高于周围地面 30 cm，帐篷间距不宜小于 2 m；帐篷区的树木、高大乔木，枝下净空不低于 2.2 m；汽车营位最小距离不宜小于 10 m。

汽车营地内应铺设给排水、电源、通讯、有线电视、宽带等管线，同时在非旅居车（自驾车）营位内应设置供汽车露营者使用的生活设施。

④服务管理

服务中心规模应根据营地建设规模而确定，建筑外观和色彩应与环境相协调，内部布置合理、舒适。

服务中心应设置相应部门为游客提供车辆服务，包括清洁、加油、维修、救援等方面；同时提供各类户外用品租赁服务，租赁物品种类多（包括房车、帐篷、木屋、烧烤器、篮球、排球、网球、羽毛球等生活运动用品）。

⑤环境卫生

生活卫生设施的建筑外观和色彩应与环境相协调，卫生设施内部应空气流通、光线充足、地面铺设防滑地砖，并应用防臭、防蛆、防蝇、防鼠等技术设施。

生活卫生设施设计应合理地布置卫生洁具，及其使用空间，并充分考虑老年人、儿童、残疾人的专业设施的配置，并应采用先进、可靠、使用方便的节水设备。

⑥安全防护

配备专业户外人员及医疗救护人员，设置完善的火灾报警系统，消防器材应摆放在醒目的地方。

营地必须有专业人员管理，夜晚有人值守。靠近山区、森林、水面等地区设警示牌及救护设施。

建立紧急救援机制，有急救应急预案，设立医务室和急救室，配备足够的专职医务和急救专业人员。

8.6.3 温州市森林野营地总体布局方案

根据调查，并结合《温州市旅游局关于命名第一批自驾车旅游营地的通知》及《温州市域绿道网专项规划》，统筹布局，规划在全市新建 11 个汽车营地，满足自驾旅游者和自助游客人的需求。其中近期规划新建 4 个，远期规划新建 7 个，具体见表 8-23。

表 8-23   汽车营地开发建设时序表

序号	所属区域	名称	开发建设时序		备注
			近期	远期	
1	乐清市	黄檀硐汽车营地	●		已确定
2	永嘉县	楠溪江九丈甸园汽车营地	●		已确定
3		龙湾潭景区汽车营地	●		已确定
4	洞头县	大沙岙海滨汽车营地		●	
5	文成县	金朱汽车营地		●	
6		天顶湖汽车营地		●	
7	平阳县	西湾海滨汽车营地		●	
8	苍南县	鹤顶山汽车营地		●	
9	泰顺县	凤垟云海汽车营地	●		已确定
10		峰文汽车营地		●	
11		上佛垟汽车营地		●	

附录1　森林保健旅游动机游客调查表

尊敬的游客：

您好！欢迎来神农谷旅游！我们为进行研究开展问卷调查，所填信息仅用于学术研究，我们承诺保密您的个人信息。请按照您个人看法和感受，在适当选项下打"√"。谢谢您的支持与协助！

一、旅游者行为

1. 您喜欢在森林中旅游吗？①非常喜欢　②比较喜欢　③一般　④不太喜欢　⑤非常不喜欢

2. 最近一年内，您走进森林进行旅游的次数为：①1次　②2次　③3次　④4次及以上

3. 您认为在森林中旅游能起到的功效有：①休息放松　②提神醒脑　③延年益寿　④强身健体　⑤修身养性　⑥修复保健　⑦医疗保健　⑧无功效　⑨其他____

4. 选择森林保健旅游目的地时，您考虑最多的因素是：①景区知名度　②景区原生态性　③费用预算　④时间是否充足　⑤交通是否方便　⑥空间距离　⑦安全问题　⑧食宿问题　⑨景区健身娱乐设备　⑩身体状况　⑪其他____

5. 您获取神农谷旅游信息的途径为：①电视广播　②报纸杂志　③网络　④亲友推荐　⑤旅行社　⑥旅游宣传册　⑦其他途径____

6. 您此次旅游形式为：①旅行社跟团　②所在单位/学校组织　③亲朋好友结伴　④独自出游

7. 进行一次森林保健旅游，您愿意花多少时间？①1天　②2天　③3天　④4～7天　⑤8天及以上

8. 以下森林保健旅游产品，您喜欢：①森林浴场（散步运动、腹式呼吸、做体操等）　②空气负离子吸呼区　③康健步道　④静养场　⑤森林医院　⑥视神经调节场　⑦森林休疗所　⑧平衡神经锻炼场　⑨野营　⑩中医保健养生　⑪观赏野生动植物　⑫骑车　⑬其他

9. 您对神农谷旅游总体评价为：①非常不满意　②不太满意　③一般　④比较满意　⑤非常满意

10. 您下次还会来神农谷旅游：①非常不同意　②不太同意　③一般　④比较同意　⑤非常同意

11. 您会将神农谷推荐给亲友：①非常不同意　②不太同意　③一般　④比

较同意　⑤非常同意

12. 您对森林保健旅游开发的建议：＿＿＿＿＿＿＿＿＿＿＿＿＿＿

二、旅游动机：两个量表分别设计了5个不同程度的选项，请分别用"√"表示您的态度

1. 您对景区各要素的看法。

对景区各要素的满意度评价					吸引要素	对森林保健旅游各要素的重要性评价				
非常满意	满意	一般	不满意	非常不满意		非常重要	重要	一般	不重要	非常不重要
5	4	3	2	1	A 森林自然环境安静	5	4	3	2	1
5	4	3	2	1	B 空气负氧离子浓度高	5	4	3	2	1
5	4	3	2	1	C 空气清洁	5	4	3	2	1
5	4	3	2	1	D 地表水清洁	5	4	3	2	1
5	4	3	2	1	E 植物释放出的气味芳香	5	4	3	2	1
5	4	3	2	1	F 森林气候舒适	5	4	3	2	1
5	4	3	2	1	G 辐射（光电、天然放射性）安全	5	4	3	2	1
5	4	3	2	1	H 舒服旅游的时间长	5	4	3	2	1
5	4	3	2	1	I 森林自然景观优美	5	4	3	2	1
5	4	3	2	1	J 森林文化或民俗丰富	5	4	3	2	1
5	4	3	2	1	K 森林保健旅游活动丰富	5	4	3	2	1
5	4	3	2	1	L 基础设施（水电、通讯等）完善	5	4	3	2	1
5	4	3	2	1	M 接待设施（食宿条件）完善	5	4	3	2	1
5	4	3	2	1	N 森林健身设施完备	5	4	3	2	1
5	4	3	2	1	O 导引导览系统完善	5	4	3	2	1
5	4	3	2	1	P 安全保障体系健全	5	4	3	2	1
5	4	3	2	1	Q 景区外部交通便利	5	4	3	2	1
5	4	3	2	1	R 导游的环境讲解水平高	5	4	3	2	1
5	4	3	2	1	S 景区服务人员服务质量高	5	4	3	2	1
5	4	3	2	1	T 食宿接待人员服务质量高	5	4	3	2	1
5	4	3	2	1	U 旅游地居民对待游客态度友好	5	4	3	2	1
5	4	3	2	1	V 旅游景区知名度高	5	4	3	2	1
5	4	3	2	1	W 旅游产品价格合理	5	4	3	2	1

2. 您来此地旅游的目的：设计了5个不同程度的选项，请用"√"表示您的态度。

促使您来此地旅游的目的	非常同意	同意	一般	不同意	非常不同意
A 欣赏自然山水风光	5	4	3	2	1
B 亲近较原始的森林	5	4	3	2	1
C 体验森林宁静的氛围	5	4	3	2	1
D 感受森林舒适健康的环境	5	4	3	2	1
E 消磨时间	5	4	3	2	1
F 摆脱单调乏味的日常生活	5	4	3	2	1
G 摆脱城市喧嚣的生活环境	5	4	3	2	1
H 释放工作和生活压力	5	4	3	2	1
I 休养身心	5	4	3	2	1
J 增强运动，增进健康	5	4	3	2	1
K 感受异地风土人情和民俗文化	5	4	3	2	1
L 探险猎奇，满足好奇心	5	4	3	2	1
M 增长知识，增加见闻	5	4	3	2	1
N 提高生态环保意识	5	4	3	2	1
O 丰富旅游经历	5	4	3	2	1

三、您的个人基本信息

（1）性别：①男　②女

（2）年龄：①14 岁及以下　②15～24 岁　③25～44 岁　④45～64 岁　⑤65 岁及以上

（3）受教育水平：①初中及以下　②高中/中专　③本科/大专　④硕士及以上

（4）职业：①公务员　②企事业管理人员　③专业人员/文教科技人员　④服务销售人员　⑤工人　⑥军人　⑦农民　⑧学生　⑨离退休人员　⑩其他

（5）您的常住地：①城市　②郊区　③农村

（6）您家庭人均月收入（元）：①1 000 及以下　②1 001～2 000　③2 001～3 000　④3 001～5 000　⑤5 000 以上

附录2 日本森林浴基地调查表

森林セラピー基地についてのアンケー

　このアンケートは日本の森林セラピー基地に対して、基地状況、管理経営状況と観光者状況について、知るために作ったものです。私は滋賀県立大学の交換留学生、周賓美と申します。日本の森林浴について強い関心を持って、社会利益と経済利益と環境利益を図るために、セラピー基地はどのように観光者を引いて、どのように経営したほうがいいかということを知りたいです。あなたの答案と説明は私にとって、とても重要なんですから、このアンケートに協力してもらえませんか。貴基地のHPにいろいろなことが了解できますが、もっと詳しくて、新しいデータがほしいので、ご迷惑をおかけますが、ご協力お願いいたします。

　一、森林セラピー基地について

　1. 森林セラピーロードの状況（4つ以上の場合、表の下に行を加えてください。統計なしまたは知らない場合は"×"を記入して下さい）

番号	ロード名称	斜度（平均,最小,最大）※1	標高m（最低,最高）※2	ロード長さ(m)	ロードの位置（山陰、山陽）※3	散策時間（分）	ロードタイプ(A, B, C, D)※4	適切な人々※5	路面(A BCDE F)※6	休憩施設※7
1										
2										
3										
...										

　※1　平均斜度、最小斜度と最大斜度を記入して下さい

　※2　最低標高と最高標高を記入して下さい

　※3　ロードの大部分は山陰ですか、山陽ですか

　※4　ロードのタイプは：Aタイプ（始点、終点とも車道と連結型、Bタイプ（行き止まり型）Cタイプ（周遊型）Dその他のタイプ

　※5　このロードを利用できて、一番ふさわしい人々について記入して下さい。例えば、老人、サラリーマン、ハイキング愛好者など

　※6　路面状況は：Aセメント　Bアスファルト　C砂石　D板　E土道　Fその他.　一つ選んで記入して下さい

※7　ロードの始点、終点と途中には、休憩施設と各施設の数量を具体的に記入して下さい。例えば、トイレ、ベンチ、休憩点など

以下は選択肢がある場合、番号を赤くにして下さい、統計なしまたは知らない場合、記入しないでけっこうです。

2　基地まで一番近い町の距離は＿＿＿＿km；

周辺には工場がありますか？　①あります、汚染もあります　②ありますが、汚染がありません　③ありません　④よく知りません

3　基地タイプ　①近郊タイプ（地域住民利用型）　②郊外タイプ（短期滞在［日帰り・一泊等利用型］）③森林保養地タイプ（中長期滞在型）

4　森林被覆率は＿＿＿＿％、統計なしの場合、記入しないでけっこうです。

5　森林セラピー基地創立以来、森林セラピーに関わる活動やプランなどの名称と開催期間（○○○○年○○月）を具体的に記入して下さい

＿＿＿＿＿＿＿＿＿＿＿＿＿＿＿＿＿＿＿＿＿＿＿＿＿＿＿＿＿＿＿＿＿

＿＿＿＿＿＿＿＿＿＿＿＿＿＿＿＿＿＿＿＿＿＿＿＿＿＿＿＿＿＿＿＿＿

二、管理状況について

6　推進組織、実施主体は＿＿＿＿＿＿＿；行政推進組織は＿＿＿＿＿＿

7　基地の性質は　①自治体　②民間企業　③民間団体　④その他＿＿＿＿

8　森林セラピーストまたは森林ガイドがいますか。①＿＿＿＿＿名います②いませんが受け入れる予定がある　③いません

9　森林セラピーメニューは何がありますか？（複数回答可）

①森林散策ワオキング　②森林ガイドツアー　③森のノルディック・ワオキング　④森のフィットネス・プログランム　⑤森のヨガ・気功・自立訓練法⑥森のアロマテラビー　⑦様々な体験プログラム　⑧癒し森作りの体験　⑨健康郷土料理・弁当・薬膳料理　⑩温泉・薬用（ハーブ）風呂　⑪健康講座　⑫簡易チェック・専門家アドバイス　⑬その他＿＿＿＿＿＿

10　宣伝手段は（複数回答可）　①ネット　②新聞、雑誌　③テレビ　④チラシ　⑤本　⑥その他

11　森林セラピー基地の運営、宣伝、連携体制などについて、問題点はがありますか。どんな問題があるかと思っていますか。

＿＿＿＿＿＿＿＿＿＿＿＿＿＿＿＿＿＿＿＿＿＿＿＿＿＿＿＿＿＿＿＿＿

三、観光者について（ここの観光者はリラクス、健康などのために、森林セラピー、森林浴などをうける人々）

12　森林セラピー基地成立以来、毎年のセラピーを受ける観光者の人数を

記入して下さい。統計がない場合は記入しなくてもけっこうです。

年度	2010 年	2009 年	2008 年	2007 年	2006 年	…
観光者数						

13 大部分の観光者の年齢層は ①若者 ②中年人 ③老人 ④よく知らない

14 観光者の社会階層は（複数回答可） ①学生 ②サラリーマン ③退職老人 ④ハイキングまたはスポーツなどの愛好者 ⑤身体が良くない人々 ⑥そのた_____

15 大部分の観光者の形式は
①親友と一緒 ②団体（親友以外） ③個人 ④その他

16 観光者は森林セラピーストまた森林ガイドと一緒にセラピーを受けますか
①よく受ける ②受ける ③あまり受けない ④全然受けない ⑤よく知らない

17 森林セラピーストと森林セラピーガイドは森林セラピーの効果に影響を与えますか
①影響が大きい ②影響が普通 ③影響があんまりない ④よく知らない

18 森林セラらピーの前後、観光者を健康チエックさせますか
①前後両方 ②前だけ ③後だけ ④前後ともない

19 観光者は何月一番多いですか_____

20 観光者は一番関心している環境要素は何かと思っていますか.（複数回答可）
①空気 ②騒音 ③気候 ④森林被覆率 ⑤水質 ⑥その他

21 観光者は貴基地を選んで森林セラピーを受ける理由は何かと思っていますか（複数回答可）
①森林資源豊富、森林浴の条件に合う ②ロード多様 ③メニュー多様
④休憩施設が整備されている ⑤医療または保健、安全施設が整備されている ⑥森林セラピーストまたはガイドがいる ⑦環境が良い（清清しい空気など） ⑧景観多様、名勝古跡豊富 ⑨交通が便利（電車、バス、自家用車な）
⑩宣伝十分 ⑪その他_____

これで終わります。ご協力誠にありがとうございました。

参考文献

[1] Murakami K. 扁柏酚的助氧化剂作用：依赖于扁柏酚-铁螯合物产生的活性氧[J]. 国外医学·植物药分册，2006，21（6）：263.

[2] 白凯，郭生伟. 旅游景区共生形象对游客重游意愿及口碑效应影响的实证研究——以西安曲江唐文化主题景区为例[J]. 旅游学刊，2010，25（2）：53-58.

[3] 柏智勇，吴楚材. 空气负离子与植物精气相互作用的初步研究[J]. 中国城市林业，2008（1）：56-58.

[4] 包亚芳. 基于"推—拉"理论的杭州老年人出游动机研究[J]. 旅游学刊，2009，24（11）：47-52.

[5] 蔡荣哲. 香草植物之应用（一）[J]. 农业世界杂志，2008，299（7）：50-55.

[6] 柴倩，范刚，潘思轶. 超临界 CO_2 流体萃取锦橙精油研究[J]. 食品科学，2007，28（9）：189-191.

[7] 陈海波，刘文斌，黎碧媛. 古城型旅游地游客动机与重游意愿关系研究——以凤凰古城为例[J]. 南阳师范学院学报，2012，11（3）：58-60，82.

[8] 陈海波. 顾客感知价值视角的旅游者重游意愿研究——以凤凰古城为例[D]. 长沙：湖南师范大学，2010：23-24.

[9] 陈洪伟，李攻科，李核，等. 大气环境中挥发性有机化合物的测定[J]. 色谱，2001，19（6）：544-548.

[10] 陈欢，章家恩. 植物精气研究进展[J]. 生态科学，2007（3）：281-286.

[11] 陈建明. 湖南省博物馆[M]. 长沙：湖南美术出版社，2003.

[12] 陈丽艳，崔志恒. 植物精油抗菌活性的研究进展[J]. 黑龙江医药，2006，19（3）：197-198.

[13] 陈楠，乔光辉. 大众旅游者与生态旅游者旅游动机比较研究——以云台山世界地质公园为例[J]. 地理科学进展，2010，29（8）：1005-1010.

[14] 成日至. 日渐流行的森林疗法[J]. 绿化与生活，2001（4）：9.

[15] 褚泓阳. 园林树木杀菌作用的研究[J]. 西北林学院学报，1995，10（4）：64-67.

[16] 但新球. 森林公园的疗养保健功能及在规划中的应用[J]. 中南林业调查规划，1994（1）：54-57.

[17] 丁航，刘慧明，梁统，等. 侧柏叶中黄酮类化合物对 H_2O_2 诱导的人红细胞氧化作用的影响[J]. 实用临床医学，2003（3）：23-24.

[18] 董志文，张广海. 海边的生态花园——青岛小珠山旅游开发研究[J]. 小城镇建设，2005（2）：14-17.

[19] 杜鹃, 张红, 白凯. 基于"推拉理论"的西安农家乐旅游者动机实证分析[J]. 北京第二外国语学院学报, 2008（5）: 69-74.

[20] 杜有新. 优良速生风景树种日本香柏的研究[J]. 江西林业科技, 1997（2）: 5-6, 11.

[21] 段佳, 崔艳秋, 秦志强. 园林植物挥发油成分分析及抗菌活性测定[J]. 城市环境与城市生态, 2005, 18（6）: 23-25.

[22] 方芳. 基于游客感知的旅游地形象与行为意向关系研究——以西湖景区为例[D]. 浙江大学, 2008: 35-42.

[23] 高凤清, 马英华. 五大连池保健旅游基地开发与建设要素分析[J]. 时代经贸, 2006, 4（9）: 107.

[24] 高静, 单鸣秋, 丁安伟, 等. 柏科药用植物研究进展[J]. 中药材, 2008, 31（11）: 1765-1769.

[25] 高岩. 北京市绿化树木挥发性有机物释放动态及其对人体健康的影响[D]. 北京: 北京林业大学, 2005: 95-123.

[26] 高荫榆, 魏强, 范青生, 等. 高速逆流色谱分离提取天然产物技术研究进展[J]. 食品科学, 2005, 29（2）: 461-465.

[27] 郭泉水, 王祥福, 巴哈尔古丽, 等. 崖柏群落优势乔木树种种间关系[J]. 生态学杂志, 2007, 26（12）: 1911-1917.

[28] 郭淑政, 刘苏静, 马宣宣, 等. 自制炭阱吸附装置与气相色谱-质谱联用测定植物的挥发性有机物[J]. 色谱, 2010, 28（7）: 716-719.

[29] 国家药典委员会. 中华人民共和国药典[M]. 北京: 化学工业出版社, 2005.

[30] 何静, 丁红美. 北美香柏枝叶精油化学成分分析及其利用[J]. 北京林业大学学报, 1989（4）: 118-125.

[31] 花晓梅. 树木杀菌作用研究初报[J]. 林业科学, 1980, 16（3）: 236-240.

[32] 黄福才, 黄颖华. 旅游者目的地忠诚驱动因素研究——以内地居民香港游为例[J]. 旅游科学, 2007（3）: 72-78.

[33] 黄河胜, 马传庚, 陈志武. 黄酮类化合物药理作用研究进展[J]. 中国中药杂志, 2000, 25（10）: 589-592.

[34] 霍斯顿. 动机心理学[M]. 沈阳: 辽宁人民出版社, 1990.

[35] 蒋志君. 闻香治病话药枕[J]. 开卷有益. 求医问药, 2002（3）: 44.

[36] 蒋继宏, 李晓储, 陈凤美, 等. 芳香型植物挥发油抑菌活性的研究[J]. 江苏林业科技, 2004, 31（2）: 6-12.

[37] 蒋继宏, 李晓储, 高甜惠. 几种柏科植物挥发物质及抗肿瘤活性初步研究[J]. 福建林业科技, 2006, 33（2）: 52-57.

[38] 蒋继宏, 李晓储, 高雪芹, 等. 侧柏挥发油成分及抗肿瘤活性的研究[J]. 林业科学研究, 2006（3）: 311-315.

[39] 金瑛. 韩国山林法制的研究[J]. 延边党校学报，2012（27）：84-86.

[40] 雷雪明. 原花青素对脂多糖引起的人血管内皮细胞损伤的保护作用[D]. 济南：山东大学，2009：1-3.

[41] 黎海波. 台湾的森林旅游[J]. 广西林业报，2006（1）：58-59.

[42] 李佳婧，王苍龙. "推拉理论"视野下的青少年犯罪问题及"增权"途径[J]. 社会工作下半月（理论），2009（1）：46-49.

[43] 李丽艳，路新国. 人参皂甙对心血管系统、神经系统的影响及抗运动疲劳的作用[J]. 中国临床康复，2005（16）：196-197.

[44] 李时珍. 本草纲目（第1版）[M]. 北京：人民卫生出版社，2003.

[45] 李树人. 森林与环境保护[M]. 北京：中国林业出版社，1985.

[46] 李向明. 森林浴及森林浴场的开发[J]. 江西林业科技，2004（1）：24-26.

[47] 李晓婧. 城郊森林公园旅游休闲产品开发研究[D]. 昆明：云南师范大学，2007：46-49.

[48] 李园园，郝双红，万大伟，等. 侧柏乙醇提取物对21种植物病原真菌的抑菌活性[J]. 西北植物学报，2008，28（5）：1056-1060.

[49] 廖斌斌. 森林旅游游客安全认知研究[D]. 福州：福建农林大学，2010：17-22.

[50] 廖传华，袁连，顾国亮. 超临界CO_2萃取技术在中草药开发中的应用与研究进展[J]. 干燥技术，2005（8）：54.

[51] 林文镇. 森林浴的世界[M]. 台中：中华造林事业协会，1989.

[52] 刘昌雪. 世界遗产地旅游推力-引力因素研究——以西递和宏村为例[J]. 旅游学刊，2005，20（5）：15-20.

[53] 刘代中. 森林浴——最新潮健身法[M]. 台北：青春出版社，1984.

[54] 刘洪亮. 森林浴益寿延年——日本启动森林疗法研究项目. http：//tech.163.com. 2004-03-07.

[55] 刘华亭. 森林浴——绿的健康法[M]. 台北：大展出版社印行，1984.

[56] 刘建锋. 我国珍稀濒危植物——崖柏种群生态学研究[D]. 北京：中国林业科学研究院，2003.

[57] 刘杰. 森林旅游综论[M]. 哈尔滨：东北林业大学出版社，1990.

[58] 刘克. 日本将研究"森林浴"创"森林医学". www.people.com.cn. 2004-03-05.

[59] 刘兰，文艳. 休闲渔业在我国沿海地区的发展分析[J]. 中国渔业经济，2004（4）：23-24.

[60] 刘力，吴慧. 旅游动机及其对游客满意和游后行为意向的影响研究——以九华山韩国团体旅游者为例[J]. 旅游论坛，2010，3（2）：147-152.

[61] 刘利亚，王娅芳，张卫国，等. 分光光度法测定保健食品中总皂甙的不确定度评定[J]. 中国卫生工程学，2010（3）：217.

[62] 刘啸，甘枝茂，杨延风. 旅游动机：人类本性的回归——旅游动机的新探讨[J]. 干旱区资源与环境，2006，20（1）：33-36.

[63] 刘雁琪，张启翔. 森林公园静养区景观建设相关问题探讨[J]，河北林业科技，2004（1）：24-26.

[64] 刘云国，马涛，张薇，等. 植物挥发性物质的抑菌作用[J]. 吉首大学学报：自然科学版，2004（2）：39-42.

[65] 柳庸行. 气相色谱在环境监测分析中的应用[M]. 北京：中国环境科学出版社，1989.

[66] 卢素兰. 森林养生保健旅游文献研究[J]. 林业经济问题，2010（6）：532-539.

[67] 卢学根. 艾叶中抑菌物质的提取及抑菌作用研究[J]. 食品科技，2006（10）：98-100.

[68] 陆林. 山岳旅游地旅游者动机行为研究——黄山旅游者实证分析[J]. 人文地理，1997，12（1）：6-10.

[69] 吕平，黄惠芳，韦丽君. 四种植物提取物的抑菌作用研究[J]. 食品科技，2010，35（12）：216-219.

[70] 罗艺萍. 黄酮类化合物的药理活性研究进展[J]. 亚太传统医药，2010（4）：126-128.

[71] 骆永菊. 大巴山贫困山区生态旅游资源开发及对策——以重庆城口县为例[J]. 经济论坛，2004（21）：30-31.

[72] 马建章. 森林旅游学[M]. 哈尔滨：东北林业大学出版社，1998.

[73] 马强. 止血良药侧柏叶[J]. 中老年保健，1999（6）：12.

[74] 毛小岗，宋金平. 旅游动机与旅游者重游意向的关系研究：基于 logistic 模型[J]. 人文地理，2011（6）：149-154.

[75] 莫开菊，秦恩华，王俊亮. 杨梅叶提取物抑菌作用研究[J]. 湖北民族学院学报：自然科学版，2008，26（3）：269-272.

[76] 潘瑞炽. 植物生理学[M]. 北京：高等教育出版社，2002.

[77] 彭万臣. 森林保健旅游开发之探讨[J]. 环境科学与管理，2007（4）：116 -120.

[78] 邱红. 苦瓜总皂甙提取方法及高皂甙苦瓜品种筛选研究[D]. 泰安：山东农业大学，2008.

[79] 邱琴，张国英，刘辛欣，等. 超临界 CO_2 流体萃取法与水蒸气蒸馏法提取干姜片挥发油化学成分的比较[J]. 上海中医药杂志，2005，39（3）：55.

[80] 沈振烨. 基于推拉理论的旅游目的地形象研究——以浙江乌镇为例[D]. 杭州：浙江大学，2007.

[81] 施钧慧，汪聪慧. 香料质谱图集[M]. 北京：化学工业出版社，1992.

[82] 施明. 类黄酮抗肿瘤作用的研究进展[J]. 国外医学卫生学分册，2001，28（2）：96-107.

[83] 粟娟，王新明，梁杰明，等. 珠海市 10 种绿化树种的"芬多精"成分分析[J]. 中国城市林业，2005（3）：43-45.

[84] 粟娟，谢德兴，廖少波，等. 珠海市板樟山森林公园休闲保健型森林营建的研究[J]. 林业科学研究，2001，14（5）：496-502.

[85] 孙立靖，任建成. 中药侧柏叶饮片中无机元素的含量测定[J]. 山东师范大学学报：自然科学版，1999，14（4）：400-402.

[86] 孙启祥，彭镇华，张齐生. 自然状态下杉木木材挥发物成分及其对人体身心健康的影响[J]. 安徽农业大学学报，2004（2）：158-163.

[87] 孙晓秋，陈丹，李月茹，等. 国标中人参醚溶性浸出物分析方法的研究探讨[J]. 人参研究，1995（1）：31-33.

[88] 孙晓秋，陈丹，李月茹. 人参中醚溶性浸出物分析方法的改进[J]. 吉林农业大学学报，1995，17（增刊）：69-71.

[89] 唐熙，李振宇，胡玉熹. 中国特有濒危植物崖柏的木材结构研究[J]. 武汉植物学研究，2005（2）：149-153.

[90] 唐小飞，黄兴，夏秋馨，等. 中国传统古村镇品牌个性特征对游客重游意愿的影响研究——以束河古镇、周庄古镇、阆中古镇和平遥古镇为例[J]. 旅游学刊，2011，26（9）：53-59.

[91] 田里. 现代旅游学导论[M]. 昆明：云南大学出版社，1994.

[92] 王淳凯，瞿伟菁，孙伟，等. 地中海柏挥发油抗氧化、抑肿瘤及其化学表征[J]. 天然产物研究与开发，2008，20：223-228.

[93] 王福祥，郭泉水，郝建玺，等. 世界级极危物种——崖柏球果特征与出种量的研究[J]. 林业科学研究，2007，20（5）：673-677.

[94] 王福祥. 崖柏群落生态学[D]. 北京：中国林业科学研究院，2008.

[95] 王广要，周虎，曾晓峰. 植物精油应用研究进展[J]. 食品科技，2006（5）：11-14.

[96] 王继庆. 中日韩森林旅游的养生主题设计及其产品开发[J]. 中国林业经济，2009（3）：25-28.

[97] 王建鸣. 超临界萃取技术的新进展[J]. 高等函授学报：自然科学版，2006，20（1）：56.

[98] 王静，刘大川. 紫（白）苏叶黄酮类化合物抗氧化性能的研究[J]. 中国油脂，2004，29（3）：33-36.

[99] 王利平，刘扬岷，袁身淑. 梅花香气成分初探[J]. 园艺学报，2003，30（1）：42.

[100] 王瑞杰. 推拉理论视角下农民参加新型农村社会养老保险的动力机制研究[D]. 重庆：重庆大学，2010：18-42.

[101] 王硕成. 关于超临界CO_2萃取工业化应用的探讨[J]. 化工设计通讯，1999，25（2）：43.

[102] 王小婧，贾黎明. 森林保健资源研究进展[J]. 中国农学通报，2010，26（12）：73-80.

[103] 王旭东. 在芬芳四溢中寻求健康——闻香治病法[J]. 中华养生保健，2001（2）：20.

[104] 王艳，高元衡. 健康旅游概念、类型与发展展望[J]. 桂林旅游高等专科学校学报，2007，18（6）：803-806.

[105] 王永明，马耀峰，王美霞. 休闲类城市入境旅游推力-拉力因素研究——以杭州市为例[J].

软科学，2010，24（5）：46-59.

[106] 魏德保. 森林与人类健康[M]. 北京：科学出版社，1981.

[107] 魏德保. 树叶奇功——趣谈绿化[M]. 北京：科学普及出版社，1981.

[108] 文开新，王成章，严学兵，等. 黄酮类化合物生物学活性研究进展[J]. 草业科学，2010（6）：115-122.

[109] 吴必虎，徐斌，邱扶东，等. 中国国内旅游客源市场系统研究[M]. 上海：华东师范大学出版社，1999.

[110] 吴必虎. 地方旅游开发与管理[M]. 北京：科学出版社，2000.

[111] 吴必虎. 区域旅游规划原理[M]. 北京：中国旅游出版社，2001.

[112] 吴楚材. 张家界国家森林公园研究[M]. 北京：中国林业出版社，1991.

[113] 吴楚材，吴章文，罗江滨. 植物精气研究[M]. 北京：中国林业出版社，2006.

[114] 吴楚材，吴章文. 环境资源是重要的旅游资源[C] //中国生态学会旅游生态专业委员会. 生态旅游与生态文明高峰论坛文集. 北京：中国环境科学出版社，2008.

[115] 吴楚材，吴章文. 森林旅游及其在我国的发展前景[J]. 中南林学院学报，1998，18（3）：96-100.

[116] 吴楚材，吴章文. 桃源洞国家森林公园总体规划[R]. 株洲：中南林学院森林旅游研究中心，1993：59.

[117] 吴楚材，郑群明. 植物精气研究[J]. 中国城市林业，2005，3（4）：61-62.

[118] 吴春，陈林林. 菟丝子黄酮体外清除自由基活性的研究[J]. 天然产物研究与开发，2005，17（5）：553-556.

[119] 吴克宁. 探索城市园林绿地的新功能：植物保健园规划设想[J]. 中国园林，1995，11（2）：38-39.

[120] 吴敏. 5种杉科植物不同部位的精气成分[J]. 中南林学院学报，2006（3）：82-86.

[121] 吴章文，陈序泽. 广州市流溪河国家森林公园总体规划[M]. 北京：中国林业出版社，1996.

[122] 吴章文，石强，吴楚材. 槲树精气的研究[J]. 中南林学院学报，1999（4）：38-40.

[123] 吴章文，吴楚材，陈奕洪，等. 8种柏科植物的精气成分及其生理功效分析[J]. 中南林业科技大学学报，2010，30（10）：1-9.

[124] 吴章文，吴楚材，文首文. 森林旅游学[M]. 北京：中国旅游出版社，2008.

[125] 吴章文，吴楚材，喻广浩，等. 张家界国家森林公园保健效益的研究[C] //吴楚材. 张家界国家森林公园研究. 北京：中国林业出版社，1991.

[126] 吴章文. 森林游憩区保健旅游资源的深度开发[J]. 北京林业大学学报，2003，25（2）：63-67.

[127] 吴章文. 森林旅游区生态环境研究[J]. 林业科学研究，2005（6）：67.

[128] 吴昭祥. 植物与人生——谈植物精油与芳香疗法[J]. 科学农业，1999，47（1）：91-96.

[129] 吴贞建，周英，卢国峰，等. 响铃草黄酮提取物体外抗菌活性研究[J]. 贵州农业科学，2009，37（5）：83-84.

[130] 吴正忠. 九层塔挥发性成分及抑菌性之探讨[D]. 台北：国立屏东科技大学，2009.

[131] 夏春辉，刘亚琴，张杰. 超临界 CO_2 流体萃取技术在医药中的应用[J]. 临床医学，2005，18（5）：541.

[132] 肖光明，吴楚材. 我国森林浴的旅游开发利用研究[J]. 北京第二外国语学院学报：旅游版，2008（3）：70-74.

[133] 肖云，王晓辉，胡同泽. 影响中低层灵活就业群体实现就业的推拉因素分析——以 3120 名中底层灵活就业人员的调查为例[J]. 南方人口，2007（2）：32-38.

[134] 谢玟珣. 山胡椒抗氧化性质及其抗菌性质之研究[D]. 台北：国立宜兰大学，2007.

[135] 谢明杰，陆敏，邹翠霞，等. 大豆异黄酮的抑菌作用[J]. 大豆科学，2004，23（2）：101-105.

[136] 谢瑞忠. 赤桉叶精油含量及化学成分研究[J]. 台湾林业科学，1996，11（2）：149-157.

[137] 谢彦君. 基础旅游学（第二版）[M]. 北京：中国旅游出版社，2004.

[138] 谢志楷. 香草植物在造园景观应用上之研究[D]. 台北：国立屏东科技大学，2008.

[139] 徐易. 中国柏木油（1SO 9843：2002）[J]. 香料香精化妆品，2002（5）：46-47.

[140] 许春晓，朱茜. 求新动机、满意度对重游间隔意愿的影响——以凤凰古城旅游者为例[J]. 旅游科学，2011，25（5）：57-66.

[141] 薛静，王青，付雪婷. 森林与健康[J]. 国外医学医学地理分册，2004，25（3）：109-112.

[142] 亚华. 香花有益身心健康[J]. 园林，1993：21.

[143] 杨桂华，钟林生，明庆忠. 生态旅游[M]. 2 版. 北京：高等教育出版社，2011.

[144] 杨家琦，杜丙文. 健康休养地的森林环境开发[J]. 林业勘察设计，2003（1）：19.

[145] 杨旸，张捷，赵宁曦. 旅游地游客游憩体验与重游意愿作用机制研究——以宜兴为例[J]. 旅游学刊，2008，23（5）：42-48.

[146] 杨智蕴，田作霖，刘群，等. 朝鲜崖柏叶挥发油化学成分研究[J]. 东北师范大学学报：自然科学版，1994（1）：136-140.

[147] 叶剑飞. 罗汉柏木烯的异构化[D]. 杭州：浙江大学，2003.

[148] 叶舟，林文雄，陈伟，等. 杉木心材精油抑菌活性及其化学成分研究[J]. 应用生态学报，2005，16（12）：2398.

[149] 易思荣，唐垭. 崖柏的再认识[J]. 植物杂志，2000（3）：9.

[150] 于青. "森林浴"有魅力[N]. 人民日报，2006-12-07（7）版.

[151] 余勇. 不同类型国家森林公园游客旅游动机、旅游特性比较分析——以张家界、天门山国家森林公园为例[J]. 消费导刊，2008（1）：194-195.

[152] 臧胜男. 农业旅游者动机、满意度对忠诚度影响的实证研究——以山东省万亩枣林区为例

[D]. 上海：复旦大学，2011：33-35.

[153] 曾维才，贾利蓉. 松针提取物抑菌作用的研究[J]. 食品科学，2009，30（7）：87-90.

[154] 翟爱华，韩艳慧，杨健. 麦胚黄酮抑菌作用研究[J]. 黑龙江八一农垦大学学报，2005，17（5）：69-72.

[155] 张定霖，罗英妃，周明燕，等. 台湾香药草植物资源利用[J]. 农业世界杂志，2008，298（6）：8-13.

[156] 张宏梅，陆林. 近十年国外旅游动机研究综述[J]. 地域研究与开发，2005，24（2）：60-64，69.

[157] 张建华，马勇，余建辉. 台湾森林游乐区的管理经验及对福建森林公园的启示[J]. 沈阳农业大学学报，2008，10（2）：139-142.

[158] 张莉娟. 南京旅游气候舒适度评价研究[J]. 苏州大学学报：自然科学版，2012，28（4）：88-94.

[159] 张丽，刘世彪，彭小列，等. 马比木提取物抑菌作用的初步探讨[J]. 湖南农业科学，2010（7）：94-96.

[160] 张仁波，窦全丽，何平，等. 濒危植物崖柏遗传多样性研究[J]. 广西植物，2007，27（5）：687-691.

[161] 张上镇，陈品方. 精油之抗细菌与抗真菌活性[J]. 林产工业，2000，19（2）：275-284.

[162] 张言庆. 游客游后行为倾向前因实证研究——以青岛国内休闲游客为例[J]. 旅游学刊，2008，23（3）：74-78.

[163] 张颖，马耀峰，李创新. 基于推-拉理论的旅沪入境游客旅游动机研究[J]. 资源开发与市场，2009，25（10）：945-947.

[164] 章海燕，王立，张晖. 乌饭树树叶不同提取物抑菌作用的初步研究[J]. 粮食与食品工业，2010，17（1）：34-37.

[165] 赵斌，何绍江. 微生物学实验[M]. 北京：科学出版社，2002.

[166] 郑华，金幼菊，周金星，等. 活体珍珠梅释放的季节性及其对人体脑波影响的初探[J]. 林业科学研究，2003，16（3）：328-334.

[167] 郑鹏，马耀峰，李天顺，等. 我国入境旅游者流动行为机理分析——对旅游热点城市西安的实证研究[J]. 经济地理，2010，30（1）：139-144.

[168] 郑鹏，马耀峰，王洁洁，等. 基于"推-拉"理论的美国旅游者旅华流动影响因素研究[J]. 人文地理，2010（5）：112-117.

[169] 郑群明. 空气负离子在森林生态旅游中的应有研究[D]. 株洲：中南林学院，2000：37.

[170] 郑群明. 日本森林保健旅游开发及研究进展[J]. 林业经济问题，2011，31（3）：276-278.

[171] 郑万均，傅立国. 中国植物志（第 7 卷：裸子植物门）[M]. 北京：科学出版社，1978.

[172] 只木良也，吉良龙夫. 人与森林——森林调节环境的作用[M]. 唐广仪，等译. 北京：中国林业出版社，1992.

[173] 重庆市林业局. 崖柏[J]. 中国林业，2003（11）：29.

[174] 周德庆. 微生物试验手册[M]. 上海：上海科学技术出版社，1997.

[175] 周耀华，喻国华. 闻香治病[J]. 健康博览，1999（12）：38.

[176] 朱亮锋，陆碧瑶，李毓敬. 芳香植物及其化学成分[M]. 海南：海南人民出版社，1988.

[177] 竺锡武，谭济才，曹跃芬，等. 植物精油的研究进展[J]. 湖南农业科学，2009（8）：86-89.

[178] 卓芷津. 芳香疗法使用指南[M]. 台北：荷柏圆出版社，2002.

[179] 卓芷津. 精油全书[M]. 汕头：汕头大学出版社，2003.

[180] 邹新树. 农民工向城市流动的动因："推拉理论"的现实解读[J]. 农村经济，2005（10）：104-109.

[181] 邹志星. 森林疗法[J]. 湖南林业科技，1982（2）：56.

[182] 祖丽皮亚·玉努斯. 新疆圆柏枝皮醇提物抗菌活性的测定[J]. 食品科学，2006，27（7）：55-59.

[183] Antonia Correia，Patricia Oom do Valle，Claudia Mogo. Modeling motivations and Perceptions of Portuguese tourists[J]. Journal of Business Research，2007，60（1）：76-80.

[184] Baker D A，Crompton J L. Quality satisfaction and behavioral intentions[J]. Annals of Tourism Research，2000，27（3）：785-804.

[185] Baloglu S A. Pahtanalytic model of visitation intention involving information sources，socio-psychological motivations，and destination image[J]. Journal of Travel & Tourism Marketing，1999，8（3）：81-90.

[186] Bassole I H N，Ouattara A S，Nebie R，et al.. Chemical composition and antibacterial activities of the essential oils of Lippia chevalieri and Lippia multiflora from Burkina Faso[J]. Phytochemistry，2003（62）：209.

[187] Bhattacharjee P，Kshiragar A，Singhal R S. Supercritical carbon dioxide extraction of 2-acetyl-1-pyrroline from Pandanus amaryllifolius Roxb[J]. Food Chem.，2005，91：255-259.

[188] Boulding W，Kalra A，Staelin R，et al.. A dynamic process model of service quality：from expectation to behavioral intentions[J]. Journal of Marketing Research. 1993，30（1）：7-27.

[189] Bravi M，Bubbico R，Manna F，et al.. Process optimisation in sunflower oil extraction by shupercritial CO_2[J]. Chem. Eng. Sci.，2007，57：2753-2754.

[190] Brian Hay. New Tourism markets：health and well being holidays[J]. Countryside Recreation，2001（3）：155-165.

[191] C B. Venkata Krishna Prasad. Medical tourism industry——advantage india[A]. Conference on

Global Competition & Competitiveness of Indian Corporate，2007.

[192] Cees Goossens. Tourism information and pleasure motivation[J]. Annals of Tourism Research，2000，27（2）：301-321.

[193] Crompton J L. Motivations for pleasure vacation [J]. Annals of Tourism Research，1979，6（4）：408-424.

[194] Steinberg D，Parthasarathy S，Carew T E. Beyond cholesterol：modification of low-density lipoprotein that increases its atherogenicity[J]. NewEngl. J. Med.，1998，320：915-924.

[195] Dann G. Anomie，ego enhancement and tourism [J]. Annals of Tourism Research，1977，4（4）：184-194.

[196] Dann G. Tourist motivation：an appraisal[J]. Annals of Tourism Research，1981，8（2）：189-219.

[197] Dayawansa S，Umeno K，Takakura H，et al.. Autonomic responses during inhalation of natural fragrance of Cedrol in humans[J]. Auton Neurosci. 2003，108（1-2）：79-86.

[198] Feng R，Jang S. TeHeung，V. C. S.，Qu，H.，Chu，R. The relationship between vacation factors and socio-demographic and travelling characteristics：the case of Japanese leisure travelers [J]. Tourism Management，2001，22（3）：259-269.

[199] Fu L K，Jin J M. China Plant Red Data Book Rare and Endangered Plant. Vol. 1[M]. Beijing：Science Press，1992.

[200] Fu L K，Yu Y F，Farjon A. Flora of China. Vol. 4[M]. Beijing：Science Press & St. Louis：Missouri Botanical Garden Press，1999.

[201] Ghasemi E，Yamini Y，Bahramifar N，et al. Comparative analysis of the oil and supercritical CO_2 extract of Artemisia sieberi[J]. J. Food Eng.，2007，79：306-311.

[202] Gitelson，R. J.，Crompton，J. L. Insights into the repeat vacation phenomenon[J]. Annals of Tourism Research. 1984，11：199-217.

[203] Goodwin，T. W.，Mercer，E. I.. Introduction to Plant Biochemistry[M]. N. Y. ：Pergamon Press Inc，1983.

[204] Goossens C. Tourism information and pleasure motivation[J]. Annals of Tourism Research，2000，27（2）：301-321.

[205] Hannu Raitio. Forests and human health—Global issues in research and practice[J]. 日衛誌，2008，63（2）：213.

[206] Hawkins D. I. Best，RJ，Coney，KA. Customer behaviour：building marketing strategy[M]. New York：McGraw Hill，1995.

[207] Ivy Teh. Healthcare tourism in Thailand：pain ahead？[OL/B]. www. clearstate. com. 2007-03-01.

[208] Goodrich J N, Goodrich G E. The health care tourism product in Western Europe[J]. Tourism Review, 1991, 46（2）: 5-10.

[209] Joan C Henderson. Paradigm shifts: National tourism organizations and education and Healthcare tourism. The case of Singapore[J]. Tourism and Hospital Research, 2004, 5（2）: 170-180.

[210] Juaneda C. Estimating the probability of return visits using a survey of tourist expenditure in the Balearic Islands [J]. Tourism Economics, 1996, 2（4）: 339-352.

[211] Juergen Gnoth. Tourism motivation and expectation formation[J]. Annals of Tourism Research, 1997, 24（2）: 283-304.

[212] Klenosky D B. The pull of tourism destinations: a means-end investigation[J]. Journal of Travel Research, 2002, 40（4）: 385-395.

[213] Kolb, Bruno. Headspace sampling with capillary columns[J]. Journal of Chromatography A, 1999, 842（1+2）: 163-205.

[214] Lee M R, Lin C Y, Li G Z, et al.. Simultaneous analysis of antioxidants and preservatives in cosmeties by supercritical fluid extraction combined with liquid chromatography-mass spectrometry[J]. Journal of Chromatography A, 2006, 1120: 244-251.

[215] Li Q, Kobayashi M, Wakayama Y, et al. Effect of phytoncide from trees on human natural killer cell function[J]. Int J Immunopathol Pharmacol, 2009, 22（4）: 951-960.

[216] Li Q, Nakadai A, Matsushima H, Miyazaki Y, et al.. Phytoncides（wood essential oils）induce human natural killer cell activity[J]. Immunopharmacology and Immunotoxicology, 2006, 28（2）: 319-333.

[217] Lisec J, Schauer N, Kopka J, et al.. Gas chromatography mass spectrometry-based metabolite profiling in plants [J]. Nature Protocols, 2006, 1: 387.

[218] Lohn L Crompton, Stacey L Mckay. Motives of visitors attending festival events [J]. Annals of Tourism Research, 1997, 24（2）: 425-439.

[219] Lorente I, Ocete M A, Zarzuelo A.. Bioactivity of the essential oil of Bupleurm fruticesens[J]. J Nat Prod, 1989, 52（2）: 267-272.

[220] Lwamoto M. Diterpenes compounds with anticancer effect of Japanese cedar bark. [J]. Planta Med. 2003, 6（1）. 69-72.

[221] Mills G A, Walker V. Headspace solid phase microextraction procedures for gas chromato-graphic analysis of biological fluids and materials[J]. Journal of Chromatography A, 2000, 902（1）: 267-287.

[222] Feng R, Jang S. Temporal destination loyalty: a structural initiation[J]. Advances in Hospitality and Tourism Research, 2004, 9（2）: 207-221.

[223] Murat Sayilia，Hasan Akca. Psoriasis treatment via doctor fishes as part of health tourism: a case study of Kangal Fish Spring，Turkey[J]. Tourism Management，2007，2: 625-629.

[224] Cook N C，Samman S. Flavonoids-Chemistry，metabolism，cardiopro-tective effects，and dietary sources[J]. Nutritional Biochemistry，1996，(7): 66-67.

[225] Oppermann M. Destination threshold potential and the law of repeat visitation[J]. Journal of Travel Research，1998，37（2）: 131-137.

[226] Petrick J F. Are loyal visitors desired visitors? [J]. Tourism Management，2004，25（3）: 463-470.

[227] Edenharder R，Grunhage D. Free radical scavenging abilities of flavonoids as mechanism of protection against mutagenicity induced by tert-butyl hydroperoxide or cumene hydroperoxide in Salmonella typhimurium TA102[J]. Mutation Research，2003，540: 1-8.

[228] Ravenstein E G. The Laws of Migration. Journal of the Royal Statistical Society，1885-1889，48，167-227 and 52: 241-301.

[229] Rommelt H，Zuber A，Dimagi K.. The absorption of terpenes from bath additives[J]. Munch. Med. Wochenschr，1974（116）: 537-540.

[230] Schilcher，H. Effects and side-effects of essential oils[C]//Svendsen A B，Scheffer J J C. Essential oils and aromatic plants. Martinus Nijhoff Dr W Junk Publishers，Dordrecht，The Netherlands. 1985.

[231] Schofield P，Thompson K. Visitor Motivation，Satisfaction and Behavioural Intention: The 2005 Naadam Festival，Ulaanbaatar[J]. International Journal of Tourism Research，2007（9）: 329-344.

[232] Ulrich S. Solid- phase microextraction in biomedical analysis[J]. J. Chromatogr.，2000，A，902（1）: 167-194.

[233] Um S，Chon K，Ro Y H. Antecedents of revisit intention [J] . Annals of Tourism Research，2006，33（4）: 1141-1158.

[234] Vitenberg A G，Ioffe B V. Basic equations in continuous gas extraction and their application to headspace analysis[J]. J. Chromatogr.，1989，471: 55-60.

[235] Wang D. Tourist behaviour and repeat visitation to Hong Kong[J]. Tourism Geographies，2004，6（1）: 99-118.

[236] Xiang Q P，Farjon A，Li Z Y，et al.. T. sutchuenensis: a rediscovered species of the Cupressaceae[J]. Botanical Journal of the Linnean Society，2002，139: 305-310.

[237] Yin J Z，Wang A Q，Wei W，et al.. Analysis of the operation conditions for supercritical fluid extraction of seed oil[J]. Sep. Purif. Technol.，2005，43: 163-164.

[238] Yoon Y，Uysal M. An examination of the effects of motivation and satisfaction on destination loyalty: a structural model[J]. Tourism Management，2005，26（1）: 45-56.

[239] Yuan S，McDonald C. Motivational determinate of international pleasure time[J]. Journal of Travel Research，1990，29（1）：42-44.

[240] Zhang Q H，Lam T. An Analysis of Mainland Chinese Visitors' Motivations to Visit Hong Kong[J]. Tourism Management，1999，20（1）：587-594.

[241] 大井玄，宮崎良文，平野秀树. 森林医学Ⅱ[M]. 东京：朝倉書店，2009.

[242] 宮崎良文. 自然と快適性[J]. 日衛誌，2007，62（2）：272-274.

[243] 谷田貝光克，大平辰朗，云林院源治. 林地からの揮発性他感物質による快适性机能の向上技术[C]. 农林水产技术会议事务局，农林环境技术研究所，1987.

[244] 恒次祐子，宮崎良文. 生理応答に基づく森林環境・森林系環境要素の快適性評価[J]. 木材工业，2007，62（10），442-447.

[245] 李卿. 森林浴の効果[J]. 日本抗加齢医学会杂志，2009，5（3）：50-55.

[246] 平野秀树. 森林・環境政策と森林セラピー[J]. 日衛誌，2007，62（2）：269-270.

[247] 朴范镇，李峻雨. 森林医学Ⅱ・韓国の森林セラピー[M]. 朝倉書店，2009.

[248] 森本兼曩，宮崎良文，平野秀樹. 森林医学[M]. 东京：朝倉書店，2006.

[249] 香川隆英，井川原弘一. 森林散策における案内人がもたらす効果に関する研究[A]. LRJ，2007，70（5）：597-600.

[250] 香川隆英. 森林医学Ⅱ・森林セラピー基地のデザイン[M]. 朝倉書店：2009.

[251] 小林昭雄. 癒し空間づくりへの森からのメッセージ[J]. 日衛誌，2007，62（2）：275-276.

[252] 烟中显和. スはなぜみどりの香りによってァ・ノされるのか解明进む嗅覚神经・内分泌系・自律神经系・免疫系に与える影响[J]. 化学と生物，1999，37（10）：644-646.

[253] 박철호, 안택균. 관광자원으로서 자연휴양림의 문제점과 개건방안에 관한 연구[J]. 복지행정 연구, 2005 (21)：214-231.

[254] 전경수. 자연휴양림 평가사업의 개선방향[J]. 한국산림휴양학회지, 2004, 8 (1)：9-14.

[255] 강건우, 이주희. 자연휴양림 이용자 만족도 연구[J]. 한국 림학회지, 2002, 91 (6)：733-741.

[256] 김철원, 윤혜진, 이태숙. 국유자연휴양림 활성화 방안에 관한 연구[J]. 대한관광경영학회, 2007, (2)：101-119.

[257] 김현식, 황희연, 반영운. 다변량해석에 의한 자연휴양림 유형구[J]. 토계획학회지, 2008, 43 (1)：225-233.

[258] 김형광. 공공서비스 개선을 위한 자연휴양림 마게팅 전략 개발[J]. 룩립수목원, 2007, (1)：19-39.

致 谢

森林保健旅游的研究尚处于起步阶段，虽说想尽力完善理论，兼顾实用，但限于水平和能力，仅能作为抛砖引玉。即使如此，书稿的完成还是吸取众多专家的多方研究成果，是站在一批先行者的肩膀上，是在多位前辈和师长的扶助下，众多同仁好友的帮助下得以完成。要说感谢的话都无法表达对大家的深深谢意。

感谢我的导师吴楚材先生14年的关心与教诲。先生敏锐而前卫的学术思维带给我的是永不枯竭的思想源泉。我初始迈入学术的大门，一踏入社会就能热爱上旅游研究，就能兴趣于森林保健旅游，均得益于先生的指导和扶助。本书稿的核心理念和众多基础，均源自于先生的研究。

在我学术成长的过程中，吴章文教授、张妙弟教授、刘德谦教授、郑焱教授、徐飞雄教授、夏赞才教授、许春晓教授、黄艺农教授、刘沛林教授、谢俊贵教授、邓新华教授、阎友兵教授、杨洪教授、刘建平教授等学者，均给了我无私的帮助和鼓励，有您们的保驾护航，我得以在学术的海洋里信步前行。感谢您们！

感谢在本研究过程中一起讨论的钟林生、石强、胡卫华、文首文、李柏青、方世敏、徐聪荣、胡扬帆等同门亲友，您们的帮助给了我无穷的动力。

感谢中国环境出版社的周艳萍，您们认真的态度和细致有效的工作为本书的顺利出版付出巨大的努力，谢谢您们。

感谢研究过程中参与调查和资料整理的杨小亚、周宾美、曾蔚、朱珂华、朱岩、唐绒等同学，他们的辛勤劳动给本研究的顺利进行帮助很大。

感谢我的妻子吴海珍副教授和我的孩子乐乐，他们的支持和鼓励，给了我巨大的动力。

本书虽然写出来了，但尚有许多不完善的地方，错漏之处敬请各位专家多多批评指正。